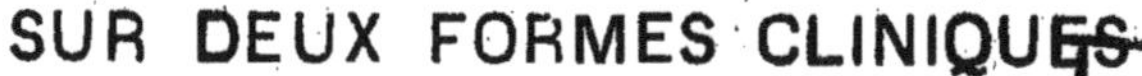

SUR DEUX FORMES CLINIQUES

DE

# L'ENDOCARDITE INFECTIEUSE



## FORME PROLONGÉE ET FORME MÉNINGÉE



PAR

Jean BARÉ

Docteur en Médecine

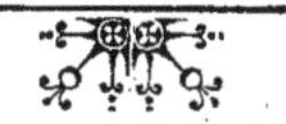

PARIS
ALFRED LECLERC, ÉDITEUR
19, RUE MONSIEUR-LE-PRINCE, 19

1913

SUR DEUX FORMES CLINIQUES

DE

# L'ENDOCARDITE INFECTIEUSE

## FORME PROLONGÉE ET FORME MÉNINGÉE

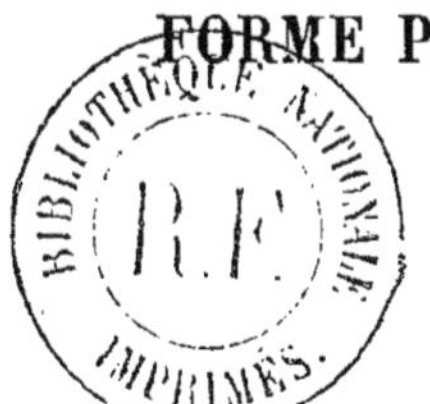


PAR

Jean BARÉ

Docteur en Médecine

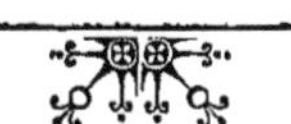

PARIS

ALFRED LECLERC, ÉDITEUR

19, RUE MONSIEUR-LE-PRINCE, 19

1913

A LA MÉMOIRE DE MA GRAND-MÈRE

---

A MA MÈRE

---

A MA SŒUR

---

A MES PARENTS ET A MES AMIS

---

A MON PRÉSIDENT DE THÈSE

M. le Professeur MARFAN

Professeur de Thérapeutique
A la Faculté de Médecine de Paris
Médecin de l'Hôpital des Enfants Malades
Officier de la Légion d'Honneur

*Avec mes très respectueux remerciements pour l'honneur qu'il m'a fait en acceptant la présidence de ma thèse.*

A M. LE DOCTEUR R. BRUNON

Professeur de Clinique médicale

Directeur de l'École de Médecine et de Pharmacie de Rouen

Chevalier de la Légion d'Honneur

*Qui fut l'inspirateur de ce travail. Témoignage de ma profonde reconnaissance pour son précieux enseignement et pour l'intérêt qu'il m'a témoigné pendant mes études.*

A M. LE DOCTEUR NÉE

Professeur suppléant à l'École de Médecine

Médccin des Hôpitaux

*Avec mes très sincères remerciements pour m'avoir permis d'utiliser ses observations et pour les conseils qu'il a bien voulu me donner.*

A M. LE DOCTEUR VICTOR ROCHER

Chirurgien en chef

de l'Hopital ophtalmique départemental

de la Seine-Inférieure

*Dont nous avons été l'assistant pendant 4 années.*

*Témoignage de ma profonde gratitude.*

A M, LE DOCTEUR HÉBERT

Médecin de l'Hospice Général

*Pour la grande bienveillance qu'il nous a témoignée pendant notre séjour dans son service.*

M. le Docteur PETITCLERC

Médecin de l'Hôtel-Dieu

M. le Professeur DÉVÉ

Médecin de l'Hospice Général

M. le Docteur JEANNE

Chirurgien de l'Hospice Général

M. le Professeur LONGUET

Chirurgien des Hôpitaux

M. le Docteur VALLÉE

Chirurgien des Hôpitaux

M. le Docteur LECAPLAIN

Chef de Clinique Médicale

A NOS MAITRES DANS LES HOPITAUX
ET A L'ÉCOLE DE MÉDECINE DE ROUEN

M. le Professeur BATAILLE
Chirurgien de l'Hôtel-Dieu
Chevalier de la Légion d'Honneur

M. le Professeur François HUE.
Chirurgien Honoraire des Hôpitaux

M. le Professeur HALIPRÉ
Médecin de l'Hospice Général

M. le Docteur MAGNIAUX
Chirurgien de la Maternité

M. le Professeur MARTIN
Professeur de Clinique Obstétricale

# AVANT-PROPOS

Ayant eu l'occasion d'observer dans le service de clinique de M. le Professeur Brunon une malade atteinte d'endorcardite infectieuse, nous avons l'intention de rapprocher ce cas de celui de trois autres malades qui ont été vus dans le même service par M. le Docteur Née, professeur suppléant de clinique médicale, et d'en faire le sujet de notre thèse.

Des quatre observations qui forment la base de notre travail, deux concernent l'endocardite à forme maligne prolongée, les deux autres s'appliquent à la forme méningitique.

Nous n'avons pas la prétention de faire une revue générale des endocardites infectieuses ; nous étudierons seulement les deux formes cliniques ci-dessus citées et montrerons les points de ressemblance avec les observations déja publiées, et aussi les idées qui nous ont été suggérées par nos malades.

M. le Docteur Brunon de qui nous tenons la première idée de notre sujet, et qui s'y est intéressé en nous aidant de ses précieux conseils, M. le Docteur Née qui nous a permis d'utiliser ses observations personnelles, et nous consacrant son temps sans compter, nous a fait profiter de son expérience, nous ont donné une nouvelle preuve de l'intérêt qu'ils nous ont toujours témoigné au cours de nos études. Nous ne saurions l'oublier.

---

# HISTORIQUE

Le premier en 1809, Allan Burns notait la présence d'amas fibrineux et de lymphe floconneuse sur la face interne des oreillettes.

Trois ans après, Wells, en 1812, constatait la présence de végétations à la face profonde du cœur gauche, et enfin en 1815, Mathieu Baillie déclarait avoir vu les « valvules veineuses » affectées d'une véritable inflammation et couvertes de lymphe plastique.

Malgré ces tentatives, l'histoire de l'endocardite, encore très confuse, ne devait se dégager des autres affections du cœur que bien des années après.

En réalité, la description des endocardites commence avec Bertin et Bouillaud qui, en 1824, dans leur « Traité des maladies du cœur et des vaisseaux » mentionnent l'inflammation de la membrane interne du cœur qu'on rencontre dans les fièvres graves, mais ne prononcent pas encore le nom d'endocardite.

En 1836, Bouillaud dans ses « nouvelles recherches sur le rhumatisme articulaire aigu en général, et spécialement sur la coïncidence de la péricardite et de l'endocardite dans cette maladie » indique formellement la corrélation du rhumatisme aigu et des cardiopathies et établit deux formes d'endocardite: 1° l'endocardite simple, inflammatoire, d'origine rhumatismale à allure bénigne ; 2° l'endocardite infectieuse qui se rencontre dans les maladies typhoïdes; mais Bouillaud ne voit pas les relations entre la lésion de l'endocarde et les symptômes généraux et il dit dans son traité : « Par cette dénomination d'endocardite typhique, nous entendons seulement distinguer une endocardite modifiée par sa coïncidence avec l'état typhoïde et non pas une endocardite qui donne lieu par elle-même à des phénomènes typhoïdes ».

A Senhouse Kirkes, en 1856, revient l'honneur d'avoir relevé les rapports de certains états généraux graves, adynamiques, avec la présence d'ulcérations sur l'endocarde. Pour lui, la lésion de l'endocarde est primitive, les phénomènes généraux sont secondaires et dus à l'infection du sang de la circulation générale par les produits de concrétion détachés des valvules atteintes.

En 1865, Hardy et Behier, puis Dugué et Hayem infirment la théorie de Senhouse Kirkes et établissent que les altérations valvulaires ne sont qu'une détermination locale d'une maladie infectieuse générale d'emblée.

La théorie microbienne apparaît avec Lancereaux qui, en 1862, constate la présence de petits bâtonnets dans le fond d'une ulcération de l'endocarde.

En 1870 Winge (de Christiania), chez un homme ayant succombé à une endocardite consécutive à la suppuration d'un durillon du pied trouve des organismes microscopiques au niveau des lésions endocardiaques et des infarctus secondaires, et confirme ainsi bactériologiquement les idées de Dugué et Hayem.

Quinze ans plus tard, les constatations de Netter, Grancher, Weichselbaum, Perret et Rodet, Gilbert, G. Lion et Girode nous font connaître la microbiologie de l'endocardite infectante. La multiplicité des organismes décrits et cultivés par ces observateurs, la variété des lésions observées au niveau de l'endocarde établissent définitivement que l'endocardite infectieuse n'est pas une maladie spécifique, mais relève de l'action de microorganismes divers produisant des altérations anatomiques variables.

Enfin les expériences de Rosenbach, en 1881, qui put reproduire les lésions de l'endocardite végétante en traumatisant les valvules avec un stylet chargé de produits septiques, celles de Orth et Wyssokowitsch qui, par injection intraveineuse d'une culture microbienne chez des lapins dont les valvules avaient été au préalable traumatisées, reproduisent aussi l'endocardite végétante, confirment le nature infectieuse de l'endocardite.

Plus récemment, les travaux de Perret et Rodet, de Ribbert, et enfin la thèse de Lion montrent qu'il n'est pas nécessaire de léser préalablement l'endocarde pour reproduire expérimentalement l'affection.

Tandis que certains auteurs étudiaient la nature de l'endocardite infectieuse, d'autres s'occupaient des formes cliniques. Aux deux formes décrites par Bouillaud : L'endocardite simple qui veut être cherchée et l'endocardite infectante qui a des signes généraux graves s'ajoutent actuellement de nombreuses variétés cliniques.

Charcot et Vulpain ont décrit une forme pyohémique.

Actuellement, les traités classiques décrivent quatre formes cliniques :

Forme pyohémique.

Forme typhoïde.

Forme cardiaque.

Forme méningitique.

Une autre forme, pour n'être pas encore classique, n'en a pas moins déjà donné lieu à de nombreux travaux et mérite d'être bien connue : c'est l'endocardite maligne à évolution prolongée.

# FORME PROLONGÉE DE L'ENDOCARDITE MALIGNE

Dans ses leçons cliniques de la Pitié, en 1885-1886, Jaccoud, le premier, signale cette forme prolongée, et deux cas ayant duré trois et quatre mois, dont l'un a guéri.

Dimoff, dans sa thèse de Montpellier en 1892, rapporte un cas d'endocardite infectieuse qui guérit au bout de quatre mois. Mais le malade conserva une lésion organique du cœur. Pineau, l'année suivante, dans sa thèse sur les variétés cliniques des endocardites infectieuses, insiste sur la longue durée de certaines endocardites. Il décrit :

1° Une forme continue non hyperthermique, à invasion rapide avec fièvre d'emblée.

Celle-ci est continue avec rémission matinale, mais à aucun moment elle ne fait défaut ; elle se maintient le plus souvent à un niveau moyen.

2° Une forme continue paroxystique.

La fièvre est continue, mais il y a avec une fréquence variable d'accès surajoutés, c'est-à-dire que tous les jours, ou tous les deux jours, sans aucune régularité, il survient des frissons ; la température s'élève fort au-dessus du niveau ordinaire de la courbe, puis au bout de deux ou trois heures se montrent des sueurs abondantes et la température s'abaisse à son chiffre primitif.

3° Une forme intermittente.

La fièvre n'est plus continue, mais procède par accès intermittents.

4° Une forme à poussées successives.

Ce n'est pas seulement la fièvre, c'est tout l'ensemble des symptômes qui procèdent d'une façon intermittente.

Mlle Gorwitz, en 1894, dans sa thèse sur les formes cliniques anormales de l'endocardite infectieuse chez les enfants, étudie une forme d'endocardite à marche lente, survenant surtout chez les enfants, dont le début est insidieux ; dans ses observations, le cœur est peu touché ainsi que les autres viscères, l'infection domine la scène.

Le pronostic, quoique grave, n'est pas fatal, il est subordonné au degré d'infection.

Sur les trois observations citées (deux personnelles et une de Rothmünd) deux sont suivies de guérison.

En 1897, Godonneche publie dans sa thèse neuf

observations, soit personnelles, soit dues à Mlle Gorwitz, Josserand et Roux, Vinay, Letulle, Colleville et Bereaux, et insiste sur l'état de cachexie et de marasme profond qui est le signe clinique important et capital et sur le pronostic qui n'est pas absolument fatal comme dans les cas d'endocardite infectieuse aiguë.

Signalons aussi la thèse de Bergenstein en 1901 qui étudie deux observations personnelles d'endocardite infectieuse à forme lente, les communications de Claude, de Huchard et Bergouignan à la Société médicale des hôpitaux qui rapportent des cas d'endocardite ayant duré 5 mois 1/2 et 6 mois.

En 1906, Leclerc, Lesieur et Mouriquand publient quatre observations d'endocardite infectieuse dont la durée alla de 6 à 9 mois et s'attachent surtout au côté clinique de cette affection.

William Osler, d'Oxford, en 1908, consacre, aux endocardites une communication à la Société médicale des hôpitaux de Paris, publie 10 observations personnelles et attire l'attention sur un signe nouveau qui, cependant, n'est pas constant : les nodosités érythémateuses des doigts et des orteils.

Enfin, l'année dernière, Latour a pu grouper 48 observations, dont une personnelle, les autres dues à Ebstein, Heubner, Lenhartz, Rapin, Billings, Osler, pour ne citer que les auteurs étrangers.

Cette année, Dévé, à la Société de Médecine de Rouen, rapporte un cas à début brusque, d'une durée de 8 mois, et à terminaison en quelques heures par une attaque de congestion œdémateuse suraiguë du poumon.

# ETUDE CLINIQUE DE LA FORME PROLONGÉE

La forme prolongée a en général un début des plus insidieux et il est fort difficile parfois de pouvoir trouver la date exacte du commencement de l'affection.

Dans une de nos observations, la malade entre à l'hôpital, alors qu'elle est souffrante depuis deux mois environ.

Dans notre autre observation, la malade, entrée le 16 octobre pour une angine banale, qui, pour nous est le point de départ de son endocardite, sort quinze jours après de l'Hôtel-Dieu pour rentrer de nouveau le 11 novembre, et elle ne présente des signes nets d'endocardite que le 25 décembre, soit plus de deux mois après son entrée à l'hôpital.

. Chez le malade de Dévé, au contraire, le début fut brusque ; le malade remarque un beau jour que son cœur bat violemment et rapidement à la suite d'efforts de toux.

Un des premiers symptômes est la fièvre. Son allure est très variable. Elle peut affecter soit le type intermittent, soit la forme continue paroxystique (comme dans notre 1re observation), soit le type rémittent ou encore les deux types rémittent et intermittent (comme dans notre 2e observation). Chez le malade de Dévé elle fut continue et varia presque continuellement entre 37°2 le matin, 38° le soir.

La fièvre peut atteindre un degré très élevé, 41°-41°5, 41°6 même.

Cette poussée fébrile s'accompagne d'un frisson ; celui-ci peut être remarquable par sa durée (jusqu'à 5 heures) par sa violence, et par les sueurs abondantes qui le terminent. Notons que chez nos malades les frissons se sont toujours présentés à la même heure vers 3 heures de l'après-midi. Pendant quelques jours il y a eu en plus, un frisson la nuit.

Le pouls, comme la température, est très variable; il peut atteindre 150, 160 pulsations au moment du frisson, mais, comme le fait remarquer Latour, il ne suit pas une marche parallèle à la fièvre. Si, en général, il devient plus rapide au moment de l'accès fébrile, par contre il ne se ralentit pas toujours à mesure que la température baisse, et nous avons pu observer une température très voisine de la normale et un pouls à 110, 120, une température de 36° et un pouls à 100.

L'état général, pendant un certain temps, reste satisfaisant, puis tout à coup devient mauvais sans parfois qu'on puisse observer un symptôme nouveau qui puisse en être la cause.

Notre malade de l'observation n° 1, n'a pas de fièvre, son pouls est normal, elle n'accuse aucune douleur pendant la période qui va du 10 au 26 décembre, et pourtant elle reste couchée, blottie sous ses couvertures, triste, refusant de se lever. Cette atteinte de l'état général s'accompagne d'amaigrissement, la peau prend une teinte brune, presque bronzée, et, en fait, à ce moment, on observe une anémie intense; Ribierre, dans l'observation publiée par Latour, la constate, Leclerc, Lesieur et Mouriquand ont compté 1.450.000 globules rouges chez une de leurs malades; dans notre observation n° 1, nous avons noté 1.980.000 globules rouges, au lieu de 4.500.000, chiffres normal.

Osler avait décrit, comme signe important des endocardites à marche lente, des taches érythémateuses, douloureuses, éphémères, se produisant au niveau de la peau des doigts et des orteils, taches dont le diamètre varie de 1 centimètre à 1 centimètre 1/2 et qui disparaissaient au bout de quelques heures; il les avait rencontrées chez sept de ses malades sur dix qu'il avait observés; Latour les avait notées l'année dernière dans son observation. Chez nos deux malades, ces nodosités ont fait défaut; chez le malade de Devé aussi. Par contre, nous avons observé chez notre premier malade deux atteintes très nettes de pseudo-rhumatisme infectieux, au niveau des articulations tibio-tarsiennes, s'accompagnant de rougeur de la peau et d'une poussée fébrile. Ces manifestations articulaires ont été notées dans de nombreuses observations, ce qui tendrait à faire admettre que dans l'endocardite, non seulement l'endocarde est atteint, mais avec lui un certain nombre d'autres séreuses.

Mentionnons aussi l'hypertrophie considérable de la rate qui existe chez tous ces malades.

Enfin, s'il est courant d'admettre qu'en règle générale ces endocardites surviennent chez des sujets porteurs de lésions valvulaires antérieures, il est à remarquer que nos deux malades étaient indemnes de ce côté-là. Notre première malade avait bien un bruit de galop, dû très probablement à une néphrite chronique ancienne, mais elle n'avait aucune lésion organique du cœur qui puisse être un point d'appel pour l'endocardite. Notre autre malade n'avait aucun antécédent pathologique, pas d'atteinte antérieure de rhumatisme.

Comme il paraît être la règle dans ces endocardites malignes, les altérations cardiaques n'ont pas donné lieu à des symptômes subjectifs ; ni dyspnée, ni palpitations, ni angoisse, ni douleurs précordiales.

En résumé, ce qui attirait l'attention chez nos deux malades, c'était la fièvre à grandes oscillations, les frissons très pénibles et l'état cachectique.

Au contraire, chez le malade de Dévé, la fièvre a oscillé régulièrement entre 37°2 et 38°1, les frissons ont été rares.

Les signes cardiaques par contre ont été dès le début très accusés et ont imposé le diagnostic.

*Durée.* — Le caractère le plus important de ces endocardites malignes est leur longue durée. Durée de huit mois chez le malade de Dévé, de trois mois et trois mois et demi chez nos deux malades.

Latour, l'année dernière, a rapporté des cas ayant durée quinze mois (Billings), dix-huit mois (Legendre), dix-neuf mois (Huchard et Bergouignan).

Aucun signe ne peut faire prévoir la durée de la maladie et dans certains cas (Jaccoud), on note des poussées successives séparées par des rémissions.

*Terminaison.* — La mort est la terminaison habituelle.

Si, souvent, elle arrive dans le marasme et la cachexie, par suite de l'infection générale de l'organisme, elle peut, comme chez le malade de Dévé, être due à un épiphénomène, en l'espèce l'œdème aigu du poumon.

Il existe cependant quelques cas de guérison.

Dimoff (Thèse Montpellier, 1892) rapporte un cas

ayant duré quatre mois, suivi de guérison avec lésion organique du cœur.

Mademoiselle Gorwitz (Thèse Paris 1894) rapporte l'observation d'un malade ayant guéri au bout de deux mois ; celui-ci garda une lésion organique du cœur.

Rothmünd (Thèse d'agrégation, Zurich 1894) a constaté trois cas de guérison.

Jaccoud (*Leçons cliniques de la Pitié*, 1883-87) cite l'observation d'une jeune femme guérie après neuf semaines de séjour à l'hôpital ; une lésion valvulaire persista aussi chez cette malade.

---

# DIAGNOSTIC

Le diagnostic de cette forme d'endocardite est très difficile, car en général les signes cardiaques sont relégués au second plan.

Sans nous arrêter au diagnostic différentiel avec le paludisme, la tuberculose, la fièvre méditerranéenne et la leucémie aiguë, que Latour a étudié dans sa thèse, nous voyons que chez la première de nos malades, on a songé à la scarlatine (à cause de son angine et de son albumine), puis à la néphrite spécifique. Chez la seconde malade l'absence de symptômes nets et l'altération de l'état général ont fait penser à une septicémie puerpérale. Enfin, chez toutes les deux, le séro-diagnostic de Widal négatif a fait écarter le diagnostic de fièvre typhoïde.

Nous reportant à l'observation de Claude (Société médicale des hôpitaux, 1901), nous voyons que les symptômes accusés par son malade (douleurs abdominales, vomissements, diarrhée profuse, et quelquefois sanguinolente) ont fait porter le diagnostic de tuberculose intestinale.

Chez le malade de Huchard et Bourgouignan (Société médicale des hôpitaux 1901), la douleur dans la fosse iliaque droite, la fièvre, les vomissements, la suppression des selles et des gaz font porter le diagnostic d'inflammation cœcale ou péricœcale.

Les diagnostics les plus divers ont donc été portés à propos de ces quatre cas d'endocardite.

Aucun signe non plus n'existe sur lequel on puisse s'appuyer pour prévoir la durée de l'endocardite, car ainsi que Jaccoud l'avait vu, il y a aussi dans cette affection des « accalmies traîtresses ».

Tout au plus peut-on espérer éviter quelques erreurs de diagnostic en pensant que : « tout état infectieux survenant chez un sujet porteur de lésions valvulaires doit, par cela même, évoquer la possibilité d'une infection actuelle de l'endocarde ».

---

# ANATOMIE PATHOLOGIQUE

Osler le premier a montré que dans ces formes prolongées de l'endocardite, les végétations, au lieu d'être fongueuses, friables, en voie de nécrose comme dans l'endocardite ulcéreuse sont des végétations fermes, résistantes, volumineuses, ayant subi un commencement d'organisation.

Nous avons retrouvé ce caractère de résistance dans nos deux autopsies. Dévé l'a noté aussi. Il n'est pas douteux que cet aspect de dureté et de fermeté des végétations soit en rapport avec la lenteur du processus d'évolution.

De là, la rareté relative des embolies, et quand il s'en produit, elles ne se montrent pas infectieuses et septiques comme celles des endocardites malignes à marche rapide.

Le plus souvent en effet ces embolies viennent non pas de la végétation elle-même, mais des amas fibrineux qui l'entourent ; elles ne transportent donc pas des microbes, comme le feraient des embolies parties des végétations mêmes de l'endocarde.

---

## FORME MÉNINGITIQUE

Chez quelques sujets atteints d'endocardite infectieuse, les troubles du système nerveux central peuvent se manifester au premier plan et donner le change avec une affection méningée. Ces malades accusent de très vives douleurs à la nuque, une céphalalgie et une rachialgie violentes accompagnées parfois de strabisme et de vomissements. La mort est rapide précédée ou non de coma.

Cette forme méningitique est assez rare. Osler en observa trois cas, Molson en vit un autre et Heineman (*Med. Record New-York* 1881) en a rapporté un fait observé chez un jeune garçon de 14 ans qui présenta ce point remarquable qu'on n'avait jamais rien trouvé d'anormal à l'examen du cœur.

A l'autopsie cependant, il existait de l'endocardite végétante de la mitrale et une ulcération sur la paroi antérieure du ventricule droit.

Ebstein, en 1899, (Deutsch Arch. für Klin. Med.) rapporte le cas d'un garçon de 18 ans qui serait tombé malade à la suite d'un accident. Outre les signes d'endocardite, il présentait des symptômes d'irritation cérébrale et l'examen ophtalmoscopique révéla une neurorétinite double avec, du côté temporal gauche, une tache grise cerclée de rouge de la grandeur d'une demi-papille. Ebstein insiste sur ce fait que plus les symptômes cérébraux se manifestent de bonne heure, plus la terminaison fatale sera proche.

Leclerc, Lesieur et Mouriquand signalent d'une façon très brève, des accidents méningés à la fin d'une endocardite infectieuse à évolution prolongée (six mois).

A l'autopsie, ils trouvèrent dans le cerveau quelques petites taches fibrineuses ou fibrino-purulentes dans l'épaisseur de la pie mère à la surface inférieure et supérieure des hémisphères et un ramollissement cortical à la partie antérieure du lobe sphénoïdal; il n'y avait pas de taches sur les méninges spinales.

Thiroloix et Rosenthal (*Bulletin de la Société anatomique 1897*) rapportent le cas d'une femme de 48 ans qui au cours d'une endocardite végétante streptococcique fut atteinte tout à coup de paraplégie des membres inférieurs avec troubles des sphincters.

A l'autopsie, ils trouvèrent un foyer circonscrit de myélite suraigue commençant à quatre centimètres au-dessous du renflement cervical et occupant une étendue de huit centimètres), foyer de ramollissement dû à une embolie septique.

Beaucoup plus nombreux sont les cas d'endocardite aiguë avec méningite au cours ou à la suite de la pneumonie. Nous citerons d'abord l'observation de Prevost (*Bulletin de la Société médicale de la Suisse romande, 1873*) où il y avait pneumonie suppurée avec endocardite ulcéreuse suivie d'embolie de l'artère sylvienne gauche et de ramollissement de l'insula, le tout ayant produit de l'aphasie avec hémiplégie droite. Homolle (*Bulletin de la Société anatomique 1873*) rapporte une observation dans laquelle existait à la fois : pneumonie, endocardite ulcéreuse et méningite suppurée.

Darolles (*Bulletin de la Société anatomique, 1874*), rapporte le cas d'un alcoolique atteint de pneumonie du sommet droit, puis d'endocardite ulcéreuse au niveau des sigmoïdes aortiques ; il présentait aussi de la méningite de la convexité. Cette relation de l'endocardite avec la pneumonie et la méningite, est encore étudiée par Grisolles, Huguenin, Greenfield.

Osler, qui a étudié cette forme méningitique avec beaucoup de soins, rapporte que sur 25 cas de méningite survenue dans le cours d'une endocardite maligne, 15 fois il y avait coïncidence de pneumonie, et non seulement dans chacun des cas, il releva la présence de pneumocoques dans l'exsudat inflammatoire, mais pour 3 de ces faits ils existaient encore dans les capillaires sanguins et dans quelques petites artères qui en étaient comme farcies.

Haberson montre que le plus souvent cette méningite est suppurée; elle peut s'étendre aussi aux méninges rachidiennes.

Netter, dans différents mémoires (*Archives générales de médecine*, 1887 et *Archives de physiologie*, 1886) étudie les rapports de la pneumonie, de l'endocardite et de la méningite. Il trouva de l'endocardite végétante dans 40 cas de pneumonie sur 146. Deux fois sur trois, les malades présentaient des signes de méningite. A l'autopsie il trouva, comme Haberson, sur la convexité des hémisphères un exsudat jaune verdâtre plus épais au niveau des sillons et le long des vaisseaux. Des dépôts analogues existaient sur les deux faces du cervelet et à la base de l'encéphale. Souvent les méninges spinales sont lésées (1/3 des cas). La lésion n'occupe généralement pas la mœlle dans toute sa hauteur; le renflement lombaire puis le cervical sont le plus souvent atteints ; le pneumocoque est constamment rencontré en abondance dans l'exsudat purulent.

Au point de vue de l'endocardite, il trouve que l'orifice aortique est son siège de prédilection ; le cœur droit est moins rarement touché que dans les autres endocardites végétantes. Les végétations, souvent volumineuses, à large base d'implantation donnent rarement lieu à des embolies. Les diplocoques se trouvent dans l'intérieur même des végétations.

Mais alors que chez ces malades, il y avait coexistence de pneumonie, d'endocardite et de méningite, et que l'autopsie avait révélé des lésions de méningite et la présence de nombreux microbes dans l'exsudat méningé, chez nos deux malades il n'y a pas eu de pneumonie, aucune lésion cérébrale n'a été découverte à l'autopsie, et le liquide céphalo-rachidien retiré par ponction était normal.

---

## ETUDE CLINIQUE DE LA FORME MÉNINGÉE

Notre étude sera malheureusement brève car nous n'avons pu nous procurer les observations d'Osler, Molson, et Heineman qui ont étudié cette forme méningitique.

Nous avons retrouvé les 2 observations de Ebstein et de Leclerc, Lesieur et Mouriquand qui, dans des cas d'endocardite à forme prolongée, ont noté chez leurs malades quelques symptômes méningés.

Par ce côté, cette forme d'endocardite rentre dans la règle générale, car dans toutes les maladies infectieuses on observe chez certains sujets des symptômes cérébraux. Chez nos deux malades, au contraire, les symptômes méningés sont au complet, très accentués, et l'endocardite ne se manifeste que par des signes très discrets (enrouement du 1er bruit dans le 1er cas, bruits sourds dans la deuxième observation) qu'il faut rechercher avec soin pour établir le diagnostic d'endocardite.

En effet, en présence de ce tableau clinique méningé, d'autres diagnostics pouvaient être portés.

D'abord celui de méningite cérébro-spinale. Sans doute les symptômes observés, la céphalée, la raideur de la nuque, le signe de Kernig, les vomissements pouvaient y faire penser, mais, tandis que dans la méningite cérébro-spinale l'examen du liquide céphalo-rachidien fait constater la présence de nombreux leucocytes polynucléaires, et de diplocoques, intracellulaires le plus souvent, le cyto-diagnostic qui fut fait dans nos deux cas a révélé un liquide céphalo-rachidien normal.

La méningite tuberculeuse pouvait retenir aussi notre attention.

Mais l'invasion brusque, l'absence de stigmates tuberculeux pulmonaires ou ganglionnaires, le liquide céphalo-rachidien normal firent aussi écarter ce diagnostic. A l'autopsie, du reste, on ne trouva aucune lésion de méningite.

Enfin, un de nos malades se plaignait de douleurs articulaires, et chez lui, l'existence de symptômes méningés pouvait faire penser au rhumatisme cérébral. Mais, outre que les phénomènes méningitiques ne sont pas la règle, dans le rhumatisme cérébral, la température est toujours très élevée dans cette affection rhumastismale et atteint 41°, 42° et même 43° ; notre malade n'a eu que deux fois une température atteignant 40°. Les nombreux frissons qu'il a présentés, sont bien plus en faveur de l'endocardite que du rhumatisme cérébral. Enfin, le liquide céphalo-rachidien n'avait pas la teinte louche qu'il présente habituellement dans ce cas.

Il s'agissait donc bien de symptômes méningés, au cours d'une endocardite maligne.

Peut-on établir une relation entre la nature des symptômes et l'agent infectieux ?

Nous ne le pensons pas.

Dans une de nos observations, la nature de cet agent infectieux nous est complètement inconnue. Dans l'autre observation, la présence de douleurs articulaires nous permet d'admettre que la cause de l'endocardite est le rhumatisme ; mais la bactériologie ne nous a pas encore fait connaître la nature du microbe pathogène de cette infection.

Le malade d'Ebstein avait accusé des douleurs articulaires, celui de Leclerc, Lesieur et Mouriquand, également. Sur ces quatre malades, trois avaient donc des antécédents rhumatismaux. Sachant, d'autre part, que des accidents cérébraux peuvent survenir au cours du rhumatisme articulaire aigu, peut-être pouvons-nous émettre l'hypothèse que les accidents méningés, au cours de l'endocardite, surviennent le plus souvent, chez des sujets ayant eu une atteinte rhumatismale, et sont en rapport avec l'agent infectieux de cette maladie. Peut-être, s'agit-il seulement de sujets particulièrement prédisposés à des accidents méningés, et la nature du microbe n'est point en cause.

Si en effet, nous nous reportons à l'expérimentation, nous voyons que le microbe, découvert par Lion et Gilbert, chez des malades atteints d'endocardite, n'avait pas causé de troubles méningés. Ce même microbe, au contraire, inoculé à des lapins a produit, chez ceux-ci, des symptômes méningés ou paralytiques et des lésions hémorragiques dans les méninges. La nature du sujet est donc, pour cet agent infectieux, la cause déterminante des symptômes observés et des lésions trouvées à l'autopsie.

Comment expliquer les symptômes méningés chez nos malades.

Nous pensons qu'il s'agit de méningisme compliquant une maladie infectieuse.

Certes la pathogénie du méningisme est encore fort discutée.

Les symptômes méningés peuvent-ils exister sans lésions cérébrales et sont-ils seulement l'expression d'une intoxication des centres nerveux ? Y a t-il, au contraire, toujours des lésions de méningite séreuse même très peu accentuées ? Cette méningite séreuse est-elle de nature bactérienne ou simplement toxique ? La discussion est encore ouverte et nous n'avons pas la prétention de conclure.

Nous voudrions seulement, avant de terminer, attirer l'attention sur trois points.

1° Au cours de l'endocardite maligne, les signes méningés peuvent prendre une importance considérable, masquer les autres symptômes et rendre très difficile le diagnostic d'endocardite.

2° Sur quatre malades chez lesquels les symptômes cérébraux ont été notés, trois avaient eu des atteintes antérieures de rhumatisme.

3° Chez nos deux malades le cyto-diagnostic a été négatif. L'autopsie n'a révélé aucune lésion de méningite.

# ETIOLOGIE ET PATHOGÉNIE

Parmi les conditions qui favorisent le développement de l'endocardite maligne, nous citerons en première ligne l'état de misère physiologique de l'individu, plaçant ce sujet en état de réceptivité plus grande à l'égard des germes infectieux. En effet, nous ne voyons qu'exceptionnellement l'endocardite survenir chez des personnes robustes, de bonne santé antérieure. Au contraire, l'état de débilité « d'antotyphisation, comme le dit Peter » est noté dans presque toutes les observations d'endocardite maligne. En effet, les individus fatigués, surmenés, affaiblis par les privations de toutes sortes, les peines morales, ou encore débilités par la syphilis, la tuberculose, les habitudes ou les excès alcooliques, les grossesses répétées, forment une classe de sujets réunissant toutes les conditions favorables au développement de l'infection. Cet état de moindre résistance peut être la seule cause de l'apparition d'une endocardite infectieuse.

Dans d'autres circonstances, l'endocardite maligne apparaît secondairement au cours d'une maladie générale, soit chez des sujets ayant déjà une lésion cardiaque ancienne ou récente, soit chez des individus dont le cœur avait jusqu'alors paru normal.

La nature des microbes rencontrés au cours des endocardites est extrêmement variable. On peut rencontrer soit les microbes pyogènes, streptocoques, staphylocoques, soit le pneumocoque, le bacille d'Eberth, le gonocoque, le méningocoque, soit encore des microbes non encore trouvés dans d'autres affections (bacille de Gilbert et Lion, bacillus endocarditis griseus de Weichselbaum).

Les portes d'entrée des microbes dans l'organisme sont extrêmement variables : le poumon, l'intestin, le traumatisme accidentel ou chirurgical ou puerpéral, les plaies cutanées ou des muqueuses, ont pu tour à tour être invoqués comme point de départ des agents septiques.

Ceux-ci, une fois introduits dans la circulation, vont se développer et coloniser sur les valvules du cœur, principalement sur les valvules mitrale et aortique.

Alors vont apparaître les signes de l'endocardite, signes si différents suivant les cas. En effet il n'a pas été possible, jusqu'à présent, d'attribuer à l'espèce microbienne un rôle dans l'évolution et la symptomatologie de la maladie.

C'est que ce n'est pas le microbe qui fait la maladie, mais bien, comme a dit Roger, le mode de réaction de l'organisme contre la parasite envahisseur ; malheureusement nous ignorons encore les conditions qui influencent le mode de réaction.

Peut-on, par contre, expliquer les causes qui déterminent la longue durée de la maladie?

Godonnèche croit avoir trouvé l'explication dans la nature des végétations.

Nous avons vu, en effet, que dans ces endocardites à forme prolongées les végétations sont fermes et dures, n'ayant aucune tendance à la nécrose et se développant lentement. Godonnèche croit voir une relation entre la nature des végétations et l'état antérieur de l'endocarde.

Il pense que le fait d'une lésion ancienne de l'endocarde est une difficulté pour le microbe de se développer et de donner une végétation, que la cause de la lenteur de certaines endocardites doit être recherchée dans l'état ancien du cœur, et il écrit : « Endocarde sain, végétations rapides, endocardite à marche rapide. Endocarde malade, scléreux, végétations lentes, difficiles à se produire endocardite à marche lente. »

Mais ce qui infirme sa théorie, c'est que dans nombre d'observations on n'a pas trouvé d'altérations anciennes, scléreuses, de la valvule, pas d'endocardite chronique de vieille date.

Latour pense que la longue durée de certaines endocardites peut être expliquée par ce fait que les végétations n'ayant pas de tendance à se détruire, les embolies ne peuvent prendre naissance des végétations elles-mêmes, mais des dépôts fibrineux qui les entourent.

Ce sont, avant tout, des embolies d'origine mécanique, non septiques et n'apportant pas avec elles des microbes. « Il semble, écrit-il, que l'infection reste en grande partie locale, que l'état septicémique soit atténué ! »

Peut-on cependant parler d'état septicémique atténué, en voyant les frissons, les sueurs et la courbe de température qu'ont présentés nos deux malades ?

Nous croyons plutôt pouvoir expliquer la longue durée de certaines endocardites par la résistance du sujet.

Moins l'organisme sera résistant, plus la lutte sera courte et la terminaison fatale proche.

Si, en effet, dans tous les cas d'endocardite infectieuse aiguë, le pronostic est fatal, nous voyons au contraire quelques cas de guérison dans la forme prolongée de l'endocardite : Virulence atténuée des microbes, pourrait-on dire ! mais ce qui fait la virulence, c'est le terrain « le microbe en lui-même n'a pas grande valeur, c'est le terrain qui lui donne sa valeur », et nous croyons pouvoir dire que la forme d'endocardite infectieuse à évolution prolongée est due à une défense plus énergique du sujet contre le parasite envahisseur. De plus, dans nos 2 observations et dans d'autres aussi, l'hémoculture a été négative, alors qu'au contraire dans les formes les plus graves et quand le sang est recueilli à la période préagonique, on obtient toujours une hémoculture positive.

Cette différence de résultats peut s'expliquer par ce fait que, si abondante que soit la multiplication des microbes, elle est incessamment contre-balancée par les procédés de destruction multiples que possède le milieu humoral. Lorsque l'organisme a encore une résistance suffisante, il est capable de lutter contre la pullulation des microbes ; ceux-ci alors étant bien moins nombreux, l'hémoculture sera négative. Au contraire, lorsque l'organisme profondément intoxiqué est incapable de lutter efficacement contre la pullulation microbienne, celle-ci s'opère tout à son aise dans le milieu sanguin, et l'hémoculture sera positive.

# TRAITEMENT

Le traitement des endocardites infectieuses, quelle que soit leur forme clinique, est malheureusement encore à trouver. Nous sommes aussi absolument impuissants à provoquer ou à favoriser l'évolution lente qui, dans quelques rares cas, s'est terminée par la guérison.

Le traitement symptomatique : stimulants, antiseptiques internes, est sans efficacité.

Les injections intraveineuses de collargol ou d'électrargol n'ont pas été suivies de succès et nous voyons même par l'observation de Ribierre, qu'elles peuvent être dangereuses, son malade ayant présenté, quelques heures après les injections, des crises de tachycardie intense avec anxiété et tendance au collapsus

Dévé, chez son malade, a tenté, mais sans succès, l'usage de l'urotropine, préconisé dans le traitement de certaines infections sanguines.

L'emploi des vaccins de Wright n'a pas donné non

plus des résultats favorables. Billings, qui a systématiquement employé ces vaccins, n'a pas obtenu de résultats satisfaisants et tous ses malades ont succombé. D'ailleurs, dans certains cas, on ne peut faire un vaccin de Wright car l'hémoculture est négative.

---

# OBSERVATIONS

Outre les deux observations inédites d'endocardite à forme prolongée de MM. les Professeurs Brunon et Née, nous rapporterons :

1° L'observation de M. le Professeur Dévé (à cause de la mort brusque de son malade par œdème pulmonaire).

2° L'observation de Claude et celle de Huchard et Bergouignan (à cause de la difficulté du diagnostic).

3° Les observations de Duiroff, M^lle Gorwitz, Rotmünd, Jaccoud (à cause de la guérison de leurs malades).

Avec les deux observations d'endocardite à forme méningitique de M. le Professeur Née, nous rapporterons les observations de Ebstein et de Leclerc, Lesieur et Mouriquand, dans lesquelles les malades présentèrent quelques symptômes méningés.

# OBSERVATIONS

## 1° Observations d'endocardite à forme prolongée

### OBSERVATION I (*inédite*)

Due à MM. les Professeurs Brunon et Née

Une femme de 32 ans, Henriette L... entre pour la première fois à l'Hôtel-Dieu de Rouen, le 16 octobre 1912, atteinte d'angine banale et de courbature générale.

La température est de 38° ; dans les urines, on trouve 0,60 centigrammes d'albumine.

Le 18 octobre, il y a une poussée thermique, le soir, atteignant 39° 6. La température reste élevée pendant deux jours, puis redevient normale. La malade présente un léger œdème des jambes avec une articulation tibio-tarsienne douloureuse. On note, en plus, une légère exophtalmie et à l'auscultation, on entend un bruit de galop. La malade est mise au régime lacté ; on lui fait des lavages de la gorge avec de l'eau oxygénée. Elle sort le 31 octobre, ayant encore 0,30 centigrammes d'albumine dans l'urine. Pendant son séjour à l'hôpital, la malade n'a présenté ni éruption, ni desquamation (on avait pensé à un moment à la scarlatine).

Le 11 novembre 1912, Henriette L... rentre à l'Hôtel-Dieu, se plaignant de nouveau de douleur dans l'articulation tibio-tarsienne ; on note une impotence fonctionnelle de l'articulation et une légère tuméfaction à son niveau.

La température est normale ; la malade a 0,60 centi-

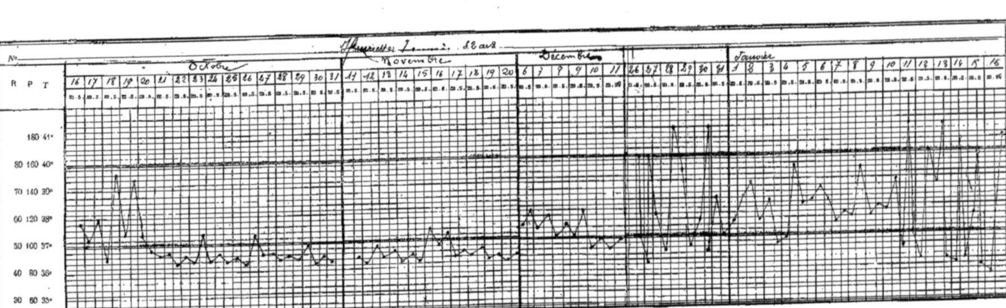

grammes d'albumine dans l'urine et des pertes blanches verdâtres abondantes. Le Dr Brunon pense à une néphrite spécifique : la malade fait tous les jours une friction au pli inguinal avec de l'onguent napolitain. A la fin de novembre, les douleurs articulaires ont disparu ; l'albumine a diminué (0,10 centigrammes).

Le 5 décembre, la malade se plaint de douleurs dans l'articulation tibio-tarsienne gauche, on note un léger œdème de l'articulation. La température oscille pendant trois jours entre 37° et 38°. Le pouls est à 120. Les pertes blanches très abondantes ont une odeur fétide. Plusieurs fois par jour on fait à la malade de grandes injections vaginales avec une solution faible de permanganate de potasse et des enveloppements chauds du pied gauche. Sous l'influence de ce traitement, les douleurs articulaires disparaissent, le pouls et la température redeviennent normaux.

Mais l'état général de la malade, jusqu'alors satisfaisant, devient mauvais. Son teint est blafard, elle n'a pas d'appétit, et reste blottie sous ses couvertures, triste, refusant de se lever.

Le 26 décembre, l'après-midi, la malade est prise d'un frisson qui dure une heure. La température atteint 40° ; le frisson terminé, la malade a le visage rouge, vultueux, elle est couverte de sueurs ; la température redescend à 37°.

Le lendemain matin, 27 décembre, la température est à 36°, le pouls est à 100 ; à l'auscultation du cœur, on note de la tachycardie et un enrouement du premier bruit à la pointe ; on ne perçoit pas de souffle ni à la pointe ni à la base.

Les 27, 28, 29, 30 décembre, l'après-midi, la malade a

un frisson qui dure une heure. La température atteint 40° et même 41°.

Du 30 décembre au 10 janvier, la malade a toutes les après-midi un frisson mais moins intense. Sa courbe thermique révèle de grandes oscillations; on lui donne chaque jour V gouttes de digitaline.

Le 5 janvier, l'hémoculture faite par M. le Dr Guerbet, est négative. Le 12 janvier, le séro-diagnostic est négatif aussi.

Le 6 janvier, on note un léger frottement péricardique et un souffle au premier temps à la pointe avec propagation nette dans l'aisselle ; on met à la malade six sangsues à la région précordiale.

Le 7 janvier, on lui applique une vessie de glace à demeure sur le cœur.

Le 11 janvier, la malade a un épistaxis. C'est alors que les oscillations thermiques sont de plus en plus accentuées et les frissons plus violents et plus prolongés.

Celui du 11 janvier dure 3 heures, celui du 13, 3 heures aussi, celui du 14, 4 heures, celui du 16, 5 heures.

Le 13 janvier, on met à la malade un cautère à la région précordiale. Le pouls est à 144.

Le 14 au matin, la température est de 36°, le pouls est à 96. La malade a meilleur aspect, se trouve mieux, elle voudrait même manger de la viande; le souffle au premier temps à la pointe persiste ; on note quelques râles sibilants épars aux bases pulmonaires. On fait une friction avec la pommade au collargol.

Le 16 au matin, on note la disparition du frottement péricardique et la diminution de l'intensité du souffle d'insuffisance mitrale. L'après-midi, la malade a un frisson très violent suivi d'une grande adynamie, ses lèvres sont cyanosées. Le matin de ce jour, à 9 heures, la température était de 36° 5, le pouls à 84. Le soir à 3 heures, la température est de 40° 6, le pouls à 164.

Le 15 et le 16 on fait une injection intraveineuse d'électrargol (5 centimètres cubes le 15, 10 centimètres cubes le 16). Le 17 janvier, à 3 heures du matin mort de la malade.

Le 12 janvier analyse d'urine.

| | |
|---|---|
| Volume | 1200 $cm^3$. |
| Aspect | trouble |
| Dêpôt | abondant |
| Densité | 1021 |
| Couleur | jaune pâle |
| Albumine | traces nettes non dosables |
| Glucose | néant |
| Urée | 19 gr. 34 |
| Scatol | traces légères |
| Indol | néant |
| Bile | néant |
| Pigments | néant |
| Dépôt | urate de soude |

Le 14 janvier examen du sang.

| | |
|---|---|
| Résistance globulaire | 0, 42 |
| Globules rouges | 1.980.000 |
| Leucocytes | 17.800 |

| | | |
|---|---|---|
| Formule. | Polynucléaires neutrophiles | 80 |
| | — éosinophiles | 0 |
| | Mononucléaïres | 14 |
| | Lymphocytes | 6 |

En résumé : polynucléose, anémie et diminution de la résistance globulaire.

Autopsie. — *Poumons :* pas d'infarctus.

*Foie* : volumineux, mou, gras, foie infectieux gras.

*Péricarde viscéral :* blanc laiteux présentant au niveau de la pointe du ventricule gauche une plaque péricardique épaissie du volume d'une pièce de 0 fr. 50 centimes. Une autre plaque de la même dimension se trouve à la base du ventricule gauche.

*Cœur* : Sur la valvule mitrale, végétation du volume d'une cerise couvrant un espace d'un centimètre à la naissance des cordages. Sur un autre point de la valvule autre végétation du volume d'un grain de millet. A la coupe les végétations sont dures, résistantes. A leur périphérie existe un amas fibrineux.

Les cordages tendineux du ventricule gauche ne sont pas épaissis.

La valvule tricuspide est normale, l'aorte aussi ; le myocarde est un peu pâle.

*Rate* : Diffluente, volumineuse. Elle présente deux infarctus de teinte jaune ocre du volume de la première phalange du pouce.

*Reins* : 1° droit : petit, décoloré. Dans la substance corticale blanche deux infarctus au niveau de son bord convexe de teinte jaune ocre aussi.

2° gauche : Lésions de néphrite parenchymateuse.

*Pancréas* : normal.

*Intestin* : pas d'infarctus intestinal.

*Cerveau* : Petit foyer de ramollissement récent au niveau du genou de la capsule interne de l'hémisphère droit.

*Cervelet* : normal.

## OBSERVATION II *(inédite)*.

due à MM. les P^rs^ Brunon et Née.

*Elise M....* 24 ans, entre le 1^er^ septembre 1912 à l'Hôtel-Dieu de Rouen, se plaignant de faiblesse extrême et de frissons très violents. Le pouls est à 120. La température est de 39° 6 le matin, 40° 6 au moment du frisson, 38° 4 le soir. Le début de la maladie remonte à 2 mois ; la malade enceinte de 3 mois a fait une fausse couche dans la semaine qui a précédé son entrée à l'hôpital.

Cette femme est très amaigrie, de teinte brune presque bronzée. L'examen ne révèle aucun point, aucune région douloureuse. Du côté de l'appareil génital, on note un écoulement purulent et sanguinolent très fétide. Le jour de l'arrivée et les jours suivants on note un frisson l'après-midi avec température atteignant 41°6 au moment du frisson ; c'est un frisson avec tremblement violent, et sensation de froid bientôt suivie de sensation de chaleur avec sueurs profuses. Le pouls bat entre 120 et 130.

A l'auscultation du cœur, on note que les contractions cardiaques sont peu énergiques et que les bruits sont sourds ; aussi donne-t-on à la malade X gouttes de digitaline le 4 et le 5 septembre.

Le 6 septembre, étant donnée la présence de l'écoulement vaginal qui a une odeur fétide, on pense à une septicémie puerpérale et la malade est transférée dans le service de clinique chirurgicale. M. le Professeur Cerné fait un curettage et ne trouve aucune membrane, aucun débris placentaire.

Le 8 septembre, on pratique une injection d'électrargol et de sérum antistreptococcique.

Les 10, 11, 12, 13 septembre, on fait une injection de 500 grammes de sérum physiologique. La fièvre oscille toujours entre 38° et 40° 5 avec un frisson tous les jours ou tous les deux jours.

Le 15 septembre, la malade est retransférée dans le service de clinique médicale. Son pouls est à 100, les bruits du cœur sont mous, mal frappés; on recommence l'administration de X gouttes de digitaline pendant 4 jours.

Les 19, 20, 21, 22 septembre, on fait une injection intraveineuse de 20 centimètres cubes d'électrargol; la température reste néanmoins, comme depuis l'entrée, à grandes oscillations avec le frisson journalier.

Le 24 septembre et les jours suivants, on donne à la malade 0,75 centigrammes de sulfate de quinine.

La courbe de la température n'est pas influencée par ce médicament.

Le 26 septembre, le pouls est à 116; à l'auscultation du foyer mitral on perçoit un léger souffle d'insuffisance; le premier bruit est étouffé et sourd.

Les 27, 28, 29 septembre, le pouls est à 130; le souffle d'insuffisance mitrale s'accentue et se propage nettement vers l'aisselle. Les frissons sont plus violents et durent 2 heures; on recommence pendant cette période X gouttes de digitaline pendant 4 jours.

Le 30 septembre, la malade a un vomissement bilieux. L'amaigrissement, le teint bronzé s'accentuent; la langue est sèche et rôtie. Le 1er octobre, le pouls est à 150 et dans la région médiocardiaque, on entend un frottement de péricardite.

Le 4 octobre, le frottement a disparu. L'aire de la matité cardiaque est augmentée; on note une légère

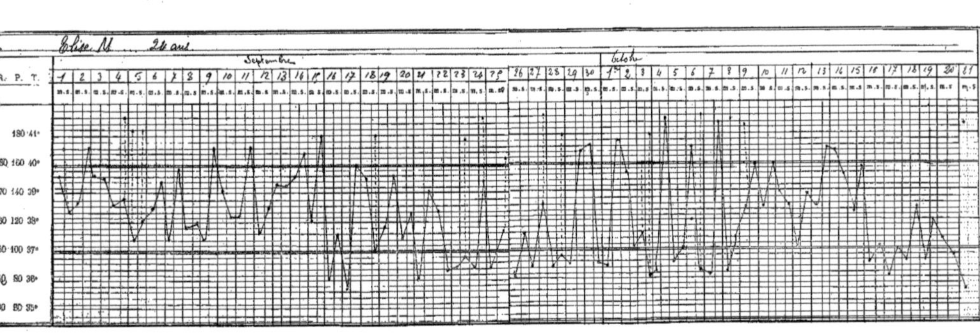

voussure précordiale, l'épanchement dans le péricarde s'est formé. Le 5 octobre, on fait une hémoculture qui est négative. L'auscultation révèle au foyer tricuspide un gros souffle d'insuffisance. A la systole les jugulaires battent, donnant le vrai pouls jugulaire ; ce souffle tricuspidien est intense et contraste avec celui d'insuffisance mitrale qui est faible et comme voilé. Le pouls est à 172.

La malade tousse et on note de la matité à la base du poumon gauche avec râles sibilants et sous-crépitants. Les frissons sont de plus en plus violents et durent plus longtemps; ils deviennent biquotidiens un le jour, un la nuit.

Le 10 octobre, les frissons cessent. La température reste aussi élevée 40°, 41° 2 avec grandes oscillations. A l'auscultation du cœur, les signes sont toujours les mêmes. La malade est épuisée, a de l'incontinence des matières et des urines; elle est subdélirante surtout la nuit.

Depuis le 17 octobre, la température s'était abaissée. Le 21 octobre, la malade meurt sans avoir présenté d'autres symptômes que ceux décrits les jours précédents.

Autopsie. — *Poumon gauche* : normal.

*Poumon droit* : Pleurésie sèche sur toute la surface externe du poumon. Rien sur le lobe supérieur. Tout le lobe moyen est atteint de broncho-pneumonie. Au niveau du hile se trouve un gros ganglion anthracosique crétacé; au-dessus un autre ganglion caséeux suppuré. Dans e lobe inférieur, volumineux infarctus et dans le reste du lobe, broncho-pneumonie avec nombreux petits abcès péribronchiques.

*Cœur* : Péricarde pariétal nacré, transparent. Sur la face antérieure du ventricule droit plaque de péricardite, épanchement intrapéricardique évalué à 250 grammes environ. A un millimètre au-dessus des bords libres de la valvule mitrale existe une collerette, petites végétations.

Rien sur sigmoïdes de l'aorte, rien dans l'auricule gauche. Sur la 2e valve de la tricuspide, énorme végétation dure de la hauteur d'un centimètre. Rien dans l'oreillette, rien sur les sigmoïdes de l'artère pulmonaire. Rien dans l'auricule droit.

*Foie* : Hypertrophie du lobe droit, bile boueuse sans calculs, foie gras infectieux.

*Rate* : augmentée de volume, légèrement diffluente.

*Reins* : augmentés de volume, capsule adhérente, gros reins blancs de néphrite parenchymateuse.

*Utérus* : augmenté de volume. Pas d'ulcération du col, cicatrice placentaire normale.

Aucun débris placentaire ni membraneux.

*Ovaire droit* : Abcès de l'ovaire gros comme une petite noix. Ovaire gauche normal.

*Cerveau* : Aucune lésion à la surface externe, rien dans le cervelet. Rien au bulbe ni à la protubérance.

## OBSERVATION III

Dr Dévé. *Normandie médicale*, 1er janvier 1913.

Un vacher âgé de 19 ans, enfant de l'Assistance, entrait dans mon service, le 23 avril 1912, se plaignant de palpitations. Il sortait de l'Hospice de Neufchâtel où il avait été traité depuis trois semaines pour ces accidents.

Les palpitations avaient débuté dans les premiers jours de mars 1912. A la suite d'efforts de toux, le malade avait remarqué, un beau jour, que son cœur battait violemment et rapidement.

A l'examen, garçon pâle, un peu amaigri. L'attention est immédiatement appelée par des battements visibles au niveau du cou, du creux épigastrique et de la région précordiale qui se montre légèrement voussurée. La pointe du cœur bat dans le sixième espace à deux centimètres en dehors du mamelon ; à la palpation, choc en dôme à la pointe et sensation du thrill dans toute la région précordiale. Matité cardiaque très étendue (22 cent. de largeur à sa base). Souffle systolique à la pointe ; à la base, souffle diastolique strident. Pouls radial bondissant et dépressible; double souffle intermittent crural ; pouls capillaire typique. Tension 19, au Potain.

Du côté du poumon, signes de bronchite disséminés, avec prédominance au sommet droit ; à ce niveau, obscurité du murmure et retentissement broncho-phonique de la toux. Foie normal. Par contre, rate grosse, débordant de deux travers de doigt. Pas d'albumine, pas d'œdème. Fièvre légère : 37°4 le matin, 38° le soir.

En somme, endocardite aiguë avec double lésion d'insuffisance mitrale et aortique — De quelle cause ?

L'interrogatoire ne révélait ni rhumatisme articulaire aigu, ni chorée, ni fièvre typhoïde, ni scarlatine. Le seul incident qu'il permettait de relever était une angine survenue au début de février 1912. A ce moment, le malade avait eu un peu de dysphagie sans grande fièvre, pendant trois ou quatre jours ; il n'avait pas été obligé de s'arrêter. Pas de signes de végétations adénoïdes, pas d'amygdales grosses.

En l'absence de tout antécédent rhumatismal, le diagnostic le plus probable nous parut être celui d'endocardite infectieuse d'origine amygdalienne. On eût pu, à la rigueur, discuter l'hypothèse d'un de ces cas, d'ailleurs exceptionnels, d'endocardite végétante de nature tuberculeuse, signalés récemment par Landouzy et Laederich. Le malade était pâle, imberbe ; son aspect était infantile, ses doigts étaient légèrement hippocratiques ; surtout son sommet droit présentait une obscurité suspecte : on avait même entendu quelques frottements à ce niveau pendant quelques jours. Mais la cutiréaction à la tuberculose resta négative.

Dans les semaines qui suivirent l'entrée du malade dans le service, nous pûmes voir apparaître des accidents venant confirmer notre diagnostic ; à plusieurs reprises, nous constatâmes des poussées de péricardite sèche : des frottements très nets apparaissaient dans toute la région méso-cardiaque, pour disparaître après quelques jours, sans que jamais nous ayons constaté de signes d'épanchement péricardique. On remarquait, d'autre part, que le souffle de la pointe changeait un peu de caractère et était peu perceptible certains jours.

La rate augmentait progressivement de volume ; sa matité mesurait 14 cent. sur 12.

Une particularité était cependant un peu troublante pour notre diagnostic : c'était la courbe de la température. Elle oscillait avec une régularité quasi-pendulaire entre 37° ou 37°,2 le matin et 37°9, 38° ou 38°1 le soir. Le pouls restait non moins invariablement entre 104 et 110. Pas le moindre accès thermique, ni le moindre frisson ; pas de douleurs articulaires. Urines claires et abondantes (2 litres) sans albumine.

A part l'apparition de trois ou quatre poussées éphémères de péricardite sèche, l'état reste absolument stationnaire, la courbe thermique continuant d'osciller régulièrement d'un degré, entre 37° et 38°, jusque vers le 15 septembre. A partir de cette époque, la fièvre devint un peu plus élevée : elle oscillait entre 37°9 et 38°8, avec la même régularité pendulaire.

Le 24 septembre pour la première fois, le malade accusa un frisson : la température monta à 39°5. Le lendemain, on constatait, outre une éruption d'herpès au nez et aux lèvres, de nouveaux frottements péricardiques, qui devaient s'atténuer les jours suivants. Mais à dater de ce jour, les oscillations thermiques devinrent plus amples et un peu moins régulières.

Au début d'octobre, en rentrant de vacances, je retrouvai le malade à peu près dans le même état : les signes stethacoustiques cardiaques n'avaient guère bougé ; par contre, l'anémie s'était accentuée et la rate avait encore augmenté de volume : elle débordait d'un large travers de main et mesurait 26 cent. sur 13.

Un examen hématologique nous donna les résultats suivants :

3.600.000 globules rouges; 12.200 globules blancs; formule leucocytaire à peu près normale, légère polynucléose (72 °/₀). On constatait, en outre, quelques hématies nucléées (normoblastes).

Jusque-là, le myocarde avait parfaitement résisté et pas une fois pendant ces six mois, on n'avait dû donner de digitale. Mais, à dater du milieu d'octobre, on vit apparaître un peu d'œdème blanc et mou aux malléoles ; le foie se mit à déborder les fausses côtes ; les urines devinrent plus foncées et légèrement albumineuses et on découvrit un petit épanchement pleural à la base droite (hydrothorax).

Dix centigrammes de macération de digitale pendant

trois jours suffirent à faire passer les urines de un litre à trois litres. Le malade déclarait se trouver très soulagé (le pouls restant cependant toujours autour de 110), quand trois jours après la cessation de la digitale, après une excellente journée, il fut pris, dans la soirée du 27 octobre, d'oppression et de toux. Vers minuit, l'infirmier constata qu'il « crachait du sang » et alla chercher l'interne de garde. Celui-ci trouva un malade asphyxiant, râlant, la bouche et les narines remplies d'un liquide sanguinolent. L'auscultation rapide lui montra des râles pris dans toute la poitrine : la mort survenait un quart d'heure après, (la quantité d'expectoration sanguinolente n'avait pas dépassé un quart de crachoir).

*Autopsie :* Nous nous attendions à trouver à l'autopsie un ou plusieurs infarctus pulmonaires. Or, il n'en existait pas. Par contre, les deux poumons, turgescents, étaient atteints d'une congestion œdémateuse intense, du haut en bas. La trachée et les bronches étaient remplies de sérosité saumonée spumeuse. Les ganglions trachéo-bronchiques étaient tuméfiés, rouges et succulents. Le malade avait succombé à une attaque de congestion œdémateuse suraiguë du poumon.

Endocardite ulcéro-végétante de la mitrale et de l'aorte.

Rupture de cordages tendineux de la mitrale, longues végétations « en stalactites » insérées sur les valvules aortiques. Propagation du processus, végétant à la paroi du canal sous-aortique, d'une part, et de l'oreillette gauche d'autre part, (dans le sens et au niveau du reflux sanguin). Aortite ulcéreuse en placard au-dessus de la valvule semi-lunaire gauche.

Rien dans le cœur droit.

Péricardite sèche, sans trace de symphyse : état rugueux et nacré de l'oreillette droite et de la face antérieure du ventricule droit.

Rate volumineuse pesant 680 grammes. A la coupe les follicules de Malpighi apparaissent très hypertrophiés, du volume d'un grain de mil, simulant une « *grêle* » de tubercules miliaires.

La rate renfermait en outre, trois infarctus anciens et un récent.

Le rein gauche portait également trois petits infarctus anciens, déprimés, capitonnant sa surface.

Pas d'infarctus dans les autres organes. Rien au cerveau.

Pas de tuberculose pulmonaire ni trachéo-bronchique.

## OBSERVATION IV

H. Claude. *Société médicale des hôpitaux*. 19 décembre 1901.

S... Georgette, 34 ans, entre le 9 juillet à l'hôpital Saint-Antoine, salle Barth n° 21. Pas d'antécédents héréditaires notables. Elle n'a pas eu de maladie importante jusqu'au mois de juin 1900. A cette époque elle eut une épistaxis abondante ; elle resta affaiblie à la suite pendant quelque temps, puis sa santé se rétablit. En octobre 1900, la malade eut une attaque de rhumatisme polyarticulaire localisé surtout au genou droit, qui resta longtemps gros, douloureux, avec peu de fièvre et pas de transpirations. La nature de ce rhumatisme est difficile à préciser. Les commémoratifs ne signalent pas de vaginite ou de métrite blennorragique. Toutefois, la persistance de l'arthrite du genou, qui fut traitée longtemps par des applications de pointes de feu, fait pencher vers le rhumatisme infectieux. En tout cas, depuis cette époque, cette femme a toujours été malade : malaise vague, faiblesse, perte d'appétit, accès fébriles, frissons; toutefois elle déclare n'avoir jamais eu de troubles cardiaques, ni de troubles respiratoires. Depuis 4 mois (mars 1901) elle garde le lit ; elle se sent de plus en plus faible et souffre dans le ventre. Ces douleurs abdominales ne sont pas nettement caractérisées, elles ne se localisèrent pas à certaines régions ; elles étaient à peu près continues. Des vomissements et de la diarrhée ont apparu depuis six semaines et ont épuisé complètement la malade qui s'est décidée à venir à l'hôpital.

Le 9 juillet nous constatons un état général très grave. Cette femme est extrêmement amaigrie, pâle, sans forces. Sa température ne s'élève qu'à 37° 2. Elle se plaint de douleurs abdominales et d'une diarrhée profuse ; les selles sont en effet très fréquentes (plus de dix par jour) ; elles sont liquides, brunâtres, mélangées de sang, parfois constituées par du sang pur. On n'y trouve pas de mucus, pas de membranes ni de glaires; elles sont très fétides. Le ventre est sensible à la palpation sur toute sa surface : pas de météorisme ni ascite. La région périanale est enflammée. L'anorexie est absolue, la soif est vive. La malade se plaint de souffrir de la bouche qui est desséchée ; la langue est rouge, dépouillée, rôtie. Enfin il y a des vomissements fréquents, verdâtres.

Rien de notable du coté des poumons : au sommet droit il semble que la respiration soit un peu voilée.

Le pouls est rapide, fort, vibrant ; les artères du cou sont animées de battements. La pointe du cœur n'est pas déplacée, mais le choc se perçoit nettement sur la paroi. Au niveau du 2e espace intercostal droit on constate un souffle diastolique un peu rude se prolongeant le long du bord droit du sternum; de plus, en remontant vers la clavicule, on entend un léger souffle systolique modifié par la respiration et les changements de position. La crosse de l'aorte affleure à la poignée du sternum et le doigt appliqué à ce niveau, perçoit un frémissement vibratoire synchrone à la diastole.

Double souffle intermittent au niveau de l'artère fémorale. Pas de pouls capillaire. Le foie paraît normal. La rate est un peu augmentée de volume. Les urines sont peu abondantes et ne contiennent pas d'albumine ni de sang.

La température du soir s'élève à 37°6. On porta le diagnostic de tuberculose intestinale et de double lésion aortique, surtout insuffisance, probablement de date ancienne.

Traitement : Injections de sérum, diète hydrique, désinfection intestinale.

Le 11 juillet, amélioration sensible des troubles intestinaux. Etat général meilleur, prostration moindre.

Température : matin 37°, soir 37°6.

Le 14 juillet, recrudescence de la diarrhée. La veille au soir hémorragie intestinale abondante. Température du 13 : matin 37°2, soir 37°4.

Le 14 : matin 37°8, soir 37°8. Abattement, yeux excavés, affaiblissement du pouls, vomissements, mêmes signes cardiaques.

Le 15 juillet, nouvelle hémorragie intestinale. Taches purpuriques sur la peau et les muqueuses (lèvres), sueurs, anéantissement, vomissements, mêmes signes cardiaques, mêmes symptômes abdominaux ; un peu d'albumine dans les urines qui ne peuvent être recueillies en totalité. Température : 38° matin, 38°2 soir.

Mort dans la nuit du 15 au 16 juillet.

*Autopsie.* L'intestin, ouvert dans toute son étendue, ne présente pas de lésions tuberculeuses. Il est très congestionné et on y remarque, sur l'intestin grêle, comme sur le gros intestin, des taches brun rougeâtre, d'un à deux centimètres de diamètre, qui représentent des ulcérations hémorragiques de la muqueuse.

Le péritoine ne présente pas d'altération.

Le foie a son volume normal mais il offre une coloration jaune uniforme : il est mou, gras au toucher et son parenchyme paraît très altéré. La vésicule biliaire est distendue par une bile très visqueuse, foncée. Lorsque celle-ci est vidée, on constate, à la surface de la muqueuse deux petites exulcérations dont la plus étendue a environ 8 millimètres dans son plus grand diamètre. Elles se détachent, après lavage, sur la coloration noire de la muqueuse vésiculaire par leur teinte blanchâtre, et on distingue encore à leur surface de petites coagulations sanguines adhérentes.

L'examen spectroscopique de la bile a montré l'existence d'une petite quantité d'hémoglobine et l'étude chimique a révélé des traces d'albumine provenant sans doute du sérum du sang exsudé.

Les reins sont volumineux : 160 et 180 grammes. Ils sont mous ; la substance corticale est blanc jaunâtre, décolorée, grasse au toucher.

La capsule se décortique facilement. Pas d'infarctus. La rate est augmentée de volume ; son parenchyme n'est pas ramolli. Sur la coupe on trouve un petit abcès enkysé, contenant un pus fluide teinté en brun par son mélange avec du sang. Pas d'infarctus récent. Les poumons sont congestionnés aux bases, indemnes de toutes lésions et notamment de tuberculose.

Le cœur est gros, sa coloration est pâle ; le péricarde ne contient ni liquides, ni exsudats. Les cavités droites sont saines. L'aorte est un peu distendue ; ses valvules sont insuffisantes et, après ouverture des vaisseaux, on constate les altérations suivantes : une seule valvule est en partie respectée, bien que gonflée et refoulée par les végétations qui se sont développées à la face interne de l'aorte et dans l'épaisseur des deux autres valvules.

Sur des coupes portant en différentes régions, on constate que des végétations naissent à la face interne de l'aorte au-dessus et dans l'intérieur du nid sigmoïdien, se confondant avec celles qui émanent de la valvule. La base du repli valvulaire est mince, en certains points tuméfiée, déformée ailleurs par la néo-formation. Dans le reste de son étendue, la valvule est constituée par un gros noyau bourgeonnant, de consistance ferme au centre, ramolli à sa périphérie, et, sur la face regardant la paroi aortique, recouvert de dépôts fibrineux remarquablement adhérents. Au-dessous de ce chou-fleur, on trouve une petite lamelle représentant le vestige du bord libre de la valvule.

De la valvule sigmoïde on ne trouve même plus trace. Elle est remplacée par un énorme champignon végétant naissant sur la face interne de l'aorte, bien au-dessus de l'insertion valvulaire, laissant la tunique moyenne de l'aorte en dehors, et faisant saillie dans la lumière du vaisseau. A l'intérieur, on trouve une sorte de petit abcès constitué par le tissu ramolli de ce gros bourgeon, mêlé à du sang et limité par la tunique moyenne de l'aorte.

Enfin, sur un autre point, un peu plus bas, dans la partie voisine de la zone d'insertion des sigmoïdes, tuméfiée et absolument déformée, une nouvelle collection, du volume d'une noisette présentant plusieurs diverticules et logée dans le tissu cellulo-adipeux de la base du cœur, au-dessous de la terminaison de l'aorte, limitée d'un côté par la surface interne de l'oreillette droite qui présente un épanchement hémorragique sous-endocardique à ce niveau, et de l'autre par la néoplasie bourgeonnante implantée sur l'orifice aortique. Cette cavité contient un pus mal lié, fluide.

Examen historique et bactériologique. L'étude de ces lésions valvulaires nous montre que les bourgeons végétants sont constitués par du tissu fibreux organisé, infiltré d'éléments embryonnaires et en partie zécrobiosé par des lames fibrineuses en voie d'organisation, ou au contraire, désagrégées. Enfin, au niveau de la collection suppurée, on ne trouve qu'une quantité considérable de leucocytes polynucléaires dans les tissus environnants mortifiés. Dans la cavité, qu'ils limitent, on ne distingue, au milieu des leucocytes dégénérés et d'une substance finement granuleuse amorphe, que des colonies microbiennes innombrables formant une véritable culture.

Ces microbes sont surtout constitués par des streptocoques, à côté desquels on remarque aussi quelques diplocoques à grains assez gros, accolés comme les gonocoques, se décolorant au gram. Dans le pus de la collection enkystée, on a retrouvé des cocci, colorés au gram, assez gros, mais qui n'ont pu être identifiés, et des colonies de streptocoques.

## OBSERVATION V

Huchard et Bergouignan, *Soc. Méd. des Hop.* 20 décembre 1901.

B.... (Gaston) âgé de 26 ans, couvreur, entre le 1er octobre 1901 à l'hôpital Necker, salle Chauffard, service de M. le Docteur Huchard.

Depuis cinq jours, il se plaint d'une douleur violente et continue dans le flanc droit, de fièvre, de vomissements.

Aucun antécédent héréditaire ou collatéral à noter. A dix-neuf ans, il a contracté la syphilis (chancre, roséole, etc). Puis, il est parti faire son service militaire en Algérie et Tunisie.

Santé parfaite pendant tout le séjour en Afrique. Rentré en France en octobre 1899, il n'a éprouvé aucun accident jusqu'en juin 1900.

A cette époque seulement, c'est-à-dire huit mois après son retour de Tunisie, le malade a eu un premiers accès de fièvre, sans stade de frisson, qui a duré une heure et qui a été suivi pendant trois jours de trois accès espacés irrégulièrement. Rien pendant deux mois, puis nouvelle série d'accès (septembre 1900) qui ne se renouvellent pas jusqu'en juillet 1901.

Au mois de juillet de cette année sont apparues des douleurs articulaires aux chevilles, aux genoux et aux épaules, qui ont forcé le malade à interrompre son travail. En août, ces douleurs existaient encore, lorsque les accès fébriles ont reparu. Précédés cette fois d'un stade de frisson, ils duraient chacun vingt minutes.

A partir ce moment jusqu'au 1er octobre, le malade a eu, chaque jour, deux à trois accès fébriles, dont l'intensité s'est accrue progressivement. Quant aux douleurs articulaires elles ont persisté jusque vers le milieu de septembre. Au cours de ces accidents, les forces et l'embonpoint du malade ont beaucoup diminué.

Le 25 septembre, le malade, toujours en proie à deux ou trois accès fébriles quotidiens, a ressenti soudain, au point de croisement du rebord costal droit et de la ligne axillaire postérieure, une violente douleur se propageant à la fosse iliaque droite. Suppression des selles et des gaz. Vomissements continuels, alimentaires ou bilieux ; intolérance gastrique absolue. C'est dans cet état que le malade entre à l'hôpital le 1er octobre.

*Examen à l'entrée* (1er octobre) : A la palpation, la fosse iliaque droite présente un empâtement profond, mais peu douloureux. Il n'y a pas de défense musculaire, pas de point de Mac Burney ; ventre non ballonné ; sonorité normale. Le point douloureux du rebord costal droit est très sensible à la pression. Le foie n'est pas augmenté de volume ; la rate n'est pas accessible à la percussion. Rien au cœur, rien au poumon, pas d'albumine, pas d'élévation de température. On apprend que le malade a eu, le matin, avant d'entrer à l'hopital, un accès fébrile (frisson, chaleur, sueur) d'une durée de vingt minutes.

*Traitement* : Diète absolue, glace intus et extra.

2 octobre.— Pas de vomissements depuis la veille, mais toujours absence de selles et de gaz. La malade est examiné par le docteur Jules Renault qui remplace M. Huchard, en congé. Le diagnostic d'appendicite est écarté, on pose celui d'inflammation cœcale ou péricœcale, à surveiller.

Même régime. Le soir vers 6 heures accès fébrile. Température 39°4.

3 octobre.— Température matinale 37°2. D'ailleurs, jusqu'au 10 octobre soir, la température ne s'est élevée qu'à l'occasion des accès dont la durée était, en général, très courte (une heure au plus). Dans l'intervalle des accès, apyrexie presque absolue, sauf le soir du 3 octobre. Température 38° 4 sans accès. Ce jour-là, les vomissements n'ont pas encore reparu. Un lavement provoque une selle normale. La douleur du flanc droit s'est très atténuée. M. Renault pense de moins en moins à une affection abdominale et croit que l'on se trouve en présence d'un cas de paludisme.

4 octobre. — Le matin à 8 heures, accès fébrile (39°2). La rate est accessible à la percussion, rien au cœur.

5 octobre. — Accès le matin, à 9 heures. Au début de l'accès, on pratique une prise de sang, pour la recherche de l'hématozoaire de Laveran. Le sulfate de quinine est prescrit. Le soir accès (40°).

6 octobre.— On ne trouve dans le sang ni hématozoaires, ni formes microbiennes. L'interne du service, auscultant le cœur du malade, entend, pour la première fois, un peu en dedans de la pointe, un souffle post-systolique, bref, qui disparaît pendant l'inspiration forcée. Le soir, un accès fébrile (40°2) et un autre pendant la nuit.

8 octobre. — Dans la nuit précédente, le malade a eu deux accès de fièvre.

Pendant le dernier, il a ressenti soudain dans la jambe et le pied gauches, un engourdissement considérable accompagné d'une sensation de froid très pénible ; il s'est aperçu qu'il boitait et sa jambe gauche lui a paru peser un poids énorme. A la visite, il se plaint d'avoir la jambe paralysée. On constate que la température de la jambe gauche est inférieure à celle de la droite et il est impossible de sentir à la palpation le pouls des artères pédieuse et tibiale postérieures gauches.

On sent le pouls fémoral gauche, mais il est notoirement plus faible qu'à droite, et, en outre, dans l'aine gauche, la palpation est douloureuse et révèle de l'empâtement autour de l'artère. On pense à la possibilité d'un embolus provenant d'une endocardite demeurée latente jusqu'ici. Le souffle post-systolique de la pointe, léger et inconstant, constaté déjà le 6 octobre n'avait, en effet, plus été constaté depuis. Mais, en même temps que les phénomènes d'obstruction artérielle se sont produits, ce souffle a reparu ; il a même gagné en intensité, bien qu'il demeure encore modifié par la respiration et ne s'entende pas dans le dos.

9 octobre. — M. le Dr Huchard, revenu de congé, examine le malade et ne trouve rien au cœur. La jambe, toujours engourdie, est agitée de soubresauts douloureux. Le soir, accès fébrile (40°4).

10 octobre. — Accès dans la matinée (38°). Le soir pour la première fois, élévation de la température à 39°8 sans que le malade s'en aperçoive. A partir de ce moment, la température reste élevée et les accès de fièvre à type paludéen deviennent de plus en plus rares.

11 octobre. — Le souffle reparaît avec les mêmes caractères (sus-apexien, bref, sans propagation, ne s'entendant pas dans le dos). La jambe gauche présente toujours le même état.

13 octobre. — Le timbre des bruits du cœur paraît altéré. Le malade s'amaigrit, la rate augmente de volume (matité verticale : 7 centimètres).

14 octobre. — Léger nuage d'albumine dans l'urine. Le souffle augmente en intensité et en fixité.

15 octobre. — M. Huchard constate à la pointe du cœur un souffle systolique en jet de vapeur, se propageant vers l'aisselle et dans le dos. Il pose alors le diagnostic ferme de : *Endocardite végétante chez un paludéen. Embolie, probablement, de la poplité gauche. Oblitération incomplète (en raison de la vitalité persistante du membre).*

19 octobre. — M. Huchard constate, en plus du souffle systolique, un léger roulement présystolique. La pointe du cœur est légèrement abaissée.

Jusqu'au 23 octobre, la température présente un type rémittent assez régulier (en moyenne 39° le soir et 38° le matin).

24 octobre. — Hypothermie, matin 35°8, soir 36°4.

25 octobre. — L'éréthisme cardiaque augmente. Tachycardie (125) sans arythmie. Le souffle s'entend dans toute l'étendue du thorax.

Traitement : X gouttes de digitaline cristallisée au millième chaque jour pendant cinq jours.

La température remonte, le soir, à 39°6.

26 octobre. — Râles fins à la base gauche. Eréthisme cardiaque persistant. Pouls à 110, régulier, accès le matin.

28 octobre. — Le premier bruit du cœur est roulant, surtout vers la région médio sternale, ce qui permet de penser soit au rétrécissement de la mitrale, soit à une localisation possible sur la tricuspide. Albumine en petite quantité. Râles fins aux deux bases. Pouls, 110.

30 octobre. — La veille, à 8 heures du soir, le malade a eu un accès fébrile (38°6) suivi d'une sensation d'engourdissement et de douleur du bras droit. A la visite du matin, en examinant le membre supérieur droit, on s'aperçoit par hasard que le pouls radial droit n'est plus perceptible. On ne sent pas l'humérale au pli du coude, mais

vers l'aisselle, elle bat avec autant de force que l'humérale gauche. Il s'agit là probablement d'une nouvelle embolie. Une prise de sang a été faite, la veille, dans la veine médiane basilique. Les tubes de gélose et de bouillon ensemencés avec le sang sont restés stériles.

31 octobre. — Mêmes signes d'auscultation. A la pointe frémissement cataire très sensible.

1er novembre. — Le souffle a considérablement augmenté en intensité. Il s'entend au maximum dans le 5e espace intercostal gauche, à 3 centimètres en dedans de la ligne mamelonnaire.

C'est à ce niveau également que se perçoivent le mieux l'impulsion précordiale et le frémissement cataire, extrêmement marqué. Le souffle, en cet endroit, a un timbre roulant et on l'entend encore en placant l'oreille à 5 centimètres de la poitrine. Son intensité est telle que l'on entend difficilement le murmure respiratoire. Le pouls radial droit se sent mieux. La force reparaît dans la main droite. La jambe gauche mesure 2 centimètres de moins que la droite ; les cuisses ont la même circonférence.

8 novembre. — Les couleurs persistent dans le pied et la jambe gauches ; elles empêchent tout sommeil.

L'hématospectroscopie, pratiquée par M. le docteur Henoque donne les renseignements suivants :

Il y a anémie globulaire par diminution de l'oxyhémoglobine (7 °/₀ au lieu de 13 à 14, chiffre normal) et ralentissement de l'activité des échanges (0, 75, soit 3/4 de la normale). Méthémoglobine dans les urines, hématies et cylindres hémorragiques.

9 novembre. — Le malade s'affaiblit de plus en plus. La face est d'une pâleur extrême, les traits tirés. Les douleurs de la jambe sont intolérables, et rien ne peut les

calmer. Depuis le 1er novembre, la température a baissé (38° de moyenne). Il n'y a pas eu d'accès depuis le 29 octobre.

A l'auscultation, on trouve que le souffle, toujours plus intense, a nettement son maximun en dedans de la pointe, presque au niveau du bord droit du sternum.

Il se propage très nettement vers la droite. Cette propagation permet de penser à la possibilité d'une double insuffisance (mitrale et tricuspide), avec peut-être rétrécissement en raison du caractère roulant du souffle et de l'intensité du frémissement cataire. Les râles ont presque disparu de la poitrine, à peine quelques râles fins à la base gauche.

*Numération globulaire:*

| | |
|---|---|
| Hématies. . . . . . . . . | 3.270.500 |
| Leucocytes . . . . . . . . | 23.250 |

Anémie et leucocytose moyennes.

Beaucoup de grandes hématies.

*Formule leucocytaire:*

| | |
|---|---|
| Polynucléaires . . . . . . . . | 70 % |
| Mononucléaires . . . . . . . . | 30 % |

Le sang est ensemencé à nouveau sur gélose et sur bouillon. Cet ensemencement, comme celui du 29 octobre, ne donne aucun résultat. Le malade ressent, depuis la nuit dernière, une douleur vive dans la région de la rate. Cette douleur est exagérée par la pression et la respiration. La matité splénique mesure huit centimètres sur la ligne verticale. Le malade est extrêmement pâle, très affaibli. Les yeux sont brillants. Depuis douze jours, la température se maintient en moyenne à 38°.

17 novembre. — Nouvelle hématospectroscopie pratiquée par M. le Docteur Hénoque.

La quantité d'oxyhémoglobine a diminué (6,5 au lieu de 7). La durée de la réduction est de 50 secondes et l'activité correspondante est de 0,65 c'est-à-dire les 2/3 au lieu des 3/4 de la normale.

Le frémissement cataire a presque disparu. Le cœur est calmé. Le souffle est moins intense et s'entend moins loin. Le deuxième temps de l'artère pulmonaire est claqué. Le deuxième temps aortique est moins net, très légèrement prolongé. Vers la pointe du sternum on n'entend guère qu'un bruit systolique qui paraît dédoublé. Le foie est gros et sensible à la pression. La douleur splénique est calmée.

21 novembre. — Le malade est très faible. Il ne s'alimente plus. Les douleurs ont disparu. Depuis trois jours, la température, qui affectait depuis quelque temps le type intermittent (38° à 39° le soir et 37° à 36° le matin) est entièrement tombée à la normale. Pouls : 96. Le cœur est calmé. Le souffle systolique a changé de timbre, il est beaucoup plus doux et bien moins intense. A la base, à gauche du sternum, on perçoit très nettement un dédoublement du second bruit.

Affaiblissement progressif.

Le malade meurt dans la nuit.

### Autopsie. (22 novembre).

Poumons et plèvre. Il existe des deux côtés un léger épanchement séreux dans les cavités pleurales qui ne présentent aucune adhérence. Les poumons, assez volumineux, ne s'affaissent pas sur la table. Ils laissent écouler à la coupe une abondante sérosité mousseuse.

*Cœur.* — Le cœur pèse 450 grammes. Il est assez volumineux, surtout dans le sens transversal. La cavité du ventricule droit est dilatée. Vers la pointe, entre les insertions des piliers, se rencontrent quatre à cinq corps ovalaires. A l'ouverture, on les voit constitués par une coque membraneuse friable, épaisse de 1 millimètre environ, contenant un liquide dense, épais, bien lié, analogue à du pus.

Le ventricule gauche est de dimensions un peu supérieures à la normale.

L'orifice mitral, notoirement insuffisant présente à considérer :

La grande valve, qui est fortement échancrée par une perte de substance en forme de demi cercle, dont le diamètre serait représenté par le bord libre disparu et dont la circonférence passe à 5 millimètres environ de l'orifice aortique.

Sur les bords de cette échancrure est implantée une masse végétante volumineuse qui affecte dans son ensemble la forme d'un fer à cheval.

La petite valve de la mitrale présente au niveau de son bord libre, à la partie moyenne, deux petites végétations reposant sur une base épaisse et indurée : leur volume est celui d'un grain de mil.

L'orifice aortique est sain. Mais, à 3 centimètres environ de cet orifice, sur la cloison interventriculaire, on constate un épaississement de l'endocarde, sur une étendue de 1 centimètre carré. A ce niveau l'endocarde fait saillie, offre un aspect blanc jaunâtre et est parcouru de stries parallèles dirigées dans la direction de l'orifice aortique. Cette lésion est exactement en regard de la lésion de la grande valve.

*Aorte*. — A partir de 2 centimètres au dessus des valvules sigmoïdes aortiques, et sur une étendue de 4 centimètres, l'aorte est parsemée de nombreuses petites saillies jaunâtres.

A 2 centimètres au-dessus de la divison de l'aorte en iliaques primitives, la paroi postérieure de l'aorte (disséquée avec soin par M. Gratiot externe) présente une dilatation anormale qui se trouve perforée à sa partie inférieure.

Cette perforation, large comme une pièce de 50 centimes, semble avoir été produite à l'occasion du décollement de l'aorte, adhérente à se niveau, au tissu cellulaire périartériel et à la colonne vertébrale.

L'iliaque primitive gauche est ensuite incisée suivant sa face postérieure. On constate que, sur une longueur de 2 centimètres et demi, elle est rétrécie et permet à peine l'introduction d'un stylet.

La paroi intérieure de ce rétrécissement est la paroi antérieure, restée saine, de l'artère ; sa paroi postérieure est dédoublée et contient un diverticule de la poche anévrismale qui revêt ici l'aspect d'un anévrisme disséquant. Ce diverticule admet l'extrémité de l'index et contient un bouillie sanguinolente.

L'artère iliaque externe gauche est également rétrécie à 1 centimètre de son origine. Ce rétrécissement a 4 millimètres de diamètre et est occupé par un caillot sanguin dans lequel la paroi, fortement injectée, envoie des prolongements néoformés.

*Reins*. — Le rein gauche est volumineux. Il pèse 320 grammes. A la coupe, il apparaît de couleur normale, mais hypertrophié dans toute son étendue. Le rein droit est au contraire, plus petit qu'à l'état normal. Il pèse 200 grammes et présente des infarctus.

*Rate.* — Volumineuse, 440 grammes. Nombreuses adhérences. Un infarctus volumineux. Deux autres plus petits dont l'un puriforme.

*Foie.* — Périhépatite. Volumineux : 2070 grammes. Foie muscade. Cirrhose cardiaque au début.

## OBSERVATION VI

Dimoff: *Thèse de Montpellier*, 1892

*G. L...*, 25 ans, cultivateur, entré à l'hospice suburbain, salle Fouquet n° 28.

Rien du côté des antécédents héréditaires. Comme antécédents personnels, chancre non syphilitique, et rougeole très bénigne à 22 ans. Ni rhumatisme, ni alcoolisme. Malgré cela L... sans être maladif est de complexion faible, il a été de ce fait ajourné deux fois par le conseil de révision, une troisième fois, il a été reconnu propre au service militaire.

Le 9 juillet dernier, à la suite d'une nuit passée à boire, notre malade éprouva une fatigue générale extrême ; il est pris de vertiges, de céphalalgie vague, de faiblesse dans les jambes. Ce malaise a persisté avec des alternatives d'amélioration et d'aggravation jusqu'au 1er août. Ce jour là, L... se décide à se faire admettre à l'hôpital, service de M. le Professeur Grasset, où l'on constate l'existence d'un léger embarras gastrique avec, pendant deux jours, un peu d'élévation de température : 37° 5 à

37° 8. Les vomissements et la diarrhée cèdent en quelques jours à un régime approprié; puis le malade est envoyé pour un léger écoulement urétral dans le service des maladies syphilitiques, d'où il revient après deux jours de traitement à la clinique médicale.

Le 17 août, M. le Professeur agrégé Sarda, chargé du service, frappé par la pâleur terreuse du malade, son aspect typhique, procède à un examen minutieux.

Le malade, qui se plaint toujours d'anorexie et accuse de la diarrhée, est très affaissé. Il répond par monosyllabes aux questions qu'on lui pose.

Il dit avoir des vertiges, de la céphalalgie, de l'insomnie, des vomissements; pouls petit, dépressible, d'une fréquence normale, température 37°.

Cette absence de phénomènes fébriles éclaire peu le diagnostic. On cherche du côté des voies digestives la raison de cet état d'adynamie. Langue couverte d'un léger enduit saburrale; l'estomac n'est pas douloureux à la pression; pas d'empâtement à la région épigastrique; vomissements non précédés de douleurs gastriques. Mais la paroi thoracique antérieure est œdématiée dans presque toute son étendue. Cet œdème ne garde pas la trace de la pression exercée par le doigt. On n'en constate pas sur d'autres parties du corps.

La pointe du cœur bat dans le quatrième espace, en dedans du mamelon, à six centimètres du bord gauche du sternum. Pas d'augmentation de la matité.

Le choc de la pointe est normal.

Mais à l'auscultation, on perçoit un souffle commençant avec la systole, couvrant le premier bruit et en partie le petit silence, souffle rude, présentant parfois de l'éclat métallique, d'autres fois presque sifflant, localisé en plein ventricule, à trois travers de doigt en dedans du mamelon, ne se propageant ni dans l'aisselle ni dans le dos. Au foyer de l'artère pulmonaire existe un dédoublement du deuxième bruit.

L'appareil broncho-pulmonaire est sain. Les urines sont rares, très colorées. Le malade plie ses jambes dans la station debout, il a des éblouissements dans la station assise. Pas d'anomalie dans la sensibilité générale ou spéciale. Avec réserves, M. Sarda pose le diagnostic d'endocardite infectieuse. Suppression de tout traitement. Bouillon et vin.

18 août. — Même état général et local. Céphalée, vertiges, vomissements, température normale. Traitement : diète lactée, champagne frappé, naphtol deux grammes.

19 août. — Dédoublement du deuxième bruit de l'artère pulmonaire moins net, le souffle persiste avec les mêmes caractères et la même localisation. Même état général. Apyrexie. Urines rares, 350 cc. contenant 15 centigrammes d'albumine par litre.

Traitement ut supra, plus une potion avec 1 gr. 20 de caféine, badigeonnages de teinture d'iode sur la région précordiale, lavement avec deux grammes de naphtol.

22 août. — Œdème thoracique diminué, plus de dédoublement, timbre de souffle systolique moins musical. Persistance de la céphalalgie et des vomissements. Urines toujours rares.

24 août. — Même état. Urines un peu plus abondantes, traces d'albumine. La caféine est supprimée, eau chloroformée, ballons d'oxygène.

29 août. — Même situation, céphalagie continue, vésicatoire ammoniacal à la nuque.

30 août. — Plus de vomissements, céphalalgie moindre.

Le souffle se propage un peu dans la direction de l'épaule gauche.

31 août. — Réapparition des vomissements. Urines 320 cc.

1er septembre. — Même état général et local. Champagne frappé, lait, eau chloroformée, naphtol, café, jus de viande.

3 septembre. — Plus de céphalée ni de vomissements. Urines 1700 cc.

Pas d'albumine.

4 septembre. — Le mieux persiste. Souffle moins intense, malade toujours très pâle se sent mieux. Moindre œdème de la paroi thoracique.

8 septembre. — L'amélioration générale persiste. Urines abondantes 2300 cc.

Du 8 au 12 septembre la température qui n'avait pas jusqu'alors dépassé 37°, s'élève le soir de 37° 5 à 38° sans redescendre au dessous de 37° jusqu'au 19.

Ce jour là le malade se lève, se fatigue un peu, mange plus.

Le soir, la température s'élève à 39° 9.

Ce n'était là qu'un incident sans gravité. En effet, le lendemain matin, la température est de 36°4.

21 septembre. — L'amélioration persiste.

Le souffle est très limité, encore rude.

Le dédoublement reparaît de temps en temps, mieux perçu quand le malade s'incline en avant.

26 septembre. — Léger mouvement fébrile, 38° 9, sans cause apréciable.

1er octobre. — Etat général très satisfaisant. Les forces sont complètement revenues, l'appétit est bon. Le souffle persiste encore rude.

4 octobre. — Malgré les insistances du chef de service, le malade demande son exeat.

Depuis nous ignorons ce qu'il est devenu.]

Voici le résultat de l'étude bactériologique (résumée).

Le 15 septembre. — Sang du doigt ensemencé sur gélatine par piqûres et en stries. Le tube ensemencé est mis à l'étuve dans le laboratoire de M. le Professeur Kiener. Le lendemain, on pouvait déjà apercevoir sur la surface de la gélatine quelques petits points blanchâtres; trois jours après, on avait une magnifique culture. Le long des traits d'inoculation, on voyait de petites colonies à peine apparentes; à la surface, au niveau des piqûres et sur les stries, nombreuses colonies, qui présentaient de petites taches plus élevées au centre, les unes blanchâtres, d'autres jaunâtres; plusieurs étaient confluentes.

Examen microscopique. Micro-organismes agités d'oscillations brèves, rapides et successives, accomplissant ces oscillations sans progresser.

Après coloration au violet de gentiane, on aperçoit nettement les microcoques isolés ou réunis par deux.

Un cobaye ainsi qu'un lapin furent inoculés dans le tissu cellulaire avec un centimètre cube de culture. Résultats négatifs.

Le 25 septembre, un nouvel examen du sang du malade est resté stérile.

## OBSERVATION VII

Mlle Gorvitz. *Thèse Paris*, 1894.

*N. C...*, 11 ans. Entré le 28 décembre 1893.

Antécédents héréditaires. Le père se porte bien; la

mère a eu plusieurs poussées de péritonite. Un frère est atteint de laryngite granuleuse ; un autre est en bonne santé.

Antécédents personnels. L'enfant a eu du rhumatisme articulaire à l'âge de 9 ans. Huit jours avant son entrée à l'hôpital, il est tombé d'un trapèze sur le genou droit, et sur le ventre ; il n'a pas pu se relever. Deux jours après, il marchait.

Depuis cette chute, l'enfant se plaint du ventre, de la tête, a vomi la veille de son entrée, une seule fois d'ailleurs.

Etat actuel. Il existe une douleur à la jambe droite, principalement au niveau du creux poplité. La paroi abdominale est extrêmement douloureuse à la pression, même superficielle. Le ventre est rétracté. La langue est saburrale ; l'anorexie absolue. L'enfant n'a pas eu de garde robe depuis deux jours. On ne trouve pas de sang dans les urines.

Les extrémités ne sont pas froides.

Le pouls est bon, mais à 120.

L'enfant fut gardé deux jours dans le service de M. Lannelongue, où on craignait une péritonite, mais le 30 décembre, on l'a fait transporter en médecine dans le service de M. Sevestre.

L'examen nous montre que l'enfant est chétif, maigre, abattu, un peu dyspnéique.

L'appareil respiratoire est normal, mais il y a des troubles du côté de l'appareil circulatoire.

Un frémissement très intense dans les artères du cou, se reproduisant dans les artères des membres. Ce thrill est fort perceptible dans les artères fémorales et très net encore à la radiale.

Les battements du cœur sont très forts. La matité cardiaque est augmentée. La pointe bat dans le sixième espace intercostal, au dessous du mamelon, mais sur la ligne mamelonnaire.

Frémissement cataire intense.

Ausculation. A la pointe : premier bruit voilé, dédoublement du second bruit et souffle à la fin de la diastole. A sa base : (orifice aortique), un bruit de souffle très dur couvrant le premier bruit et une partie du petit silence ; un souffle très léger, doux, aspiratif au second temps, se propage le long du sternum, perceptible encore au niveau de l'orifice tricuspide. A l'orifice de l'artère pulmonaire, nous ne notons rien d'anormal.

Le ventre reste toujours rétracté, et douloureux, mais la dou'eur a plutôt le caractère d'une hyperesthésie.

La langue est humide, couverte d'un enduit grisâtre.

Le pouls est régulier, bon, 110 pulsations. Température 39° 5.

Les urines sont très foncées, épaisses, contiennent un peu d'albumine ; volume est de 550 cc. en 24 heures.

Traitement : régime lacté, acide salicylique 1 gramme.

31 décembre. Etat général stationnaire.

La région précordiale est douloureuse à la pression.

3 janvier. — L'enfant maigrit, a un peu d'oppression et une hyperesthésie générale. Submatité à la base du poumon droit.

4 janvier. — Le malade paraît mieux, se plaint moins du ventre, mais l'hyperesthésie générale est encore assez accentuée. Il boit bien, mais ne va à la garde robe qu'avec lavements. Le pouls est moins rapide. Les urines toujours très foncées, sédimenteuses, ne dépassent pas 500 grammes.

6 janvier. — Douleur sur le trajet de l'artère fémorale.

7 janvier. — Le malade a pris un teint subictérique; la sclérotique est d'un jaune paille ; la muqueuse sublinguale a également un reflet jaunâtre. En somme, c'est un véritable ictère, mais sans décoloration des matières.

Urines 200 grammes.

8 janvier. — Bruit d'insuffisance aortique beaucoup plus net, de même qu'un souffle d'insuffisance mitrale Le frémissement dans les artères est en état stationnaire.

Du 7 au 18 janvier, l'état général s'améliore ; l'ictère disparaît peu à peu de même que l'hypéresthésie. Une seule fois la température a monté à 39°9 (le 14 janvier). A partir de ce jour là, la température baisse et le 16 janvier elle est déjà à la normale. Le 17 le malade présente des sudamina abondants. Les urines deviennent de plus, abondantes et claires; le 18 janvier, on n'y trouve plus trace d'albumine et on permet au malade de manger un œuf.

19 janvier. — Bouffissure de la face; œdème des bourses. Il n'y a pas d'albumine dans les urines.

20 janvier. — Les pieds et les jambes deviennent œdémateux. Le malade se sent bien.

22 janvier. — On retrouve toujours le frémissement dans les vaisseaux du cou. Au cœur, on entend un double, souffle à l'orifice aortique et un souffle systolique avec roulement présystolique à la pointe. Quelques râles de congestion disséminés dans toute la poitrine. Malgré le progrès de l'anasarque, l'enfant mange deux œufs. Urines claires et abondantes (900 grammes).

24 janvier. — L'œdème commence à diminuer. Urines 1 litre.

27 janvier. — Les battements du cœur sont bien moins forts. A la pointe, le souffle systolique produit une sorte de

piaulement, et, on entend nettement un souffle à la fin de la diastole. A l'orifice aortique, le souffle au premier temps a diminué d'intensité ; on entend surtout le souffle au second temps. Ce souffle se propage tout le long du sternum suivant une courbe du bord droit du sternum en haut à son bord gauche en bas. La figure est un peu moins bouffie.

29 janvier. — L'œdème a disparu aux pieds. Urines très claires (1500 grammes).

30 janvier. — A peine perçoit-on encore quelques râles à la base des poumons et dans la fosse sous-épineuse gauche. De l'anasarque il ne reste plus qu'un léger œdème aux bourses. Urines 1100 grammes.

3 février. — L'œdème a complètement disparu. L'état général est très bon. Le malade reçoit un peu de pain avec ses œufs.

9 février. — Adénite sous-maxillaire non douloureuse et unilatérale.

L'enfant commence à engraisser et à se lever. On le met au régime ordinaire. Le 25 février le malade part en convalescence. Examiné avant son départ, il présente les signes suivants :

La matité précordiale est la même qu'à son entrée. La pointe bat dans le sixième espace intercostal à deux ou trois millimètres en dehors de la ligne mamelonnaire.

Les battements sont encore un peu forts. Il n'y a plus de frémissement cataire à la pointe. A l'auscultation, on trouve les signes de rétrécissement avec insuffisance aortique et de même une double lésion urétrale.

L'état général est très bon.

## OBSERVATION VIII

ROTHMUND (*thèse de Zurich*, 1889).

*M. I...*, blanchisseuse, 36 ans. Entrée le 7 mai 1884.

Antécédents héréditaires : mère morte de typhus. Père poitrinaire. Une sœur morte d'ictère.

Antécédents personnels. Léger œdème aux jambes à 17 ans. Rhumatisme articulaire aigu à 32 ans.

La malade a eu cinq enfants ; le dernier accouchement remonte à cinq semaines. Elle se leva le quatorzième jour après les couches et tomba malade quelques jours après.

Début par : céphalalgie violente, fièvres, délire.

A son entrée, à l'hôpital, la malade présente les phénomènes suivants :

Le cœur est un peu gros ; le ventricule droit paraît dilaté ; les bruits du cœur sont nets, mais d'intensité moindre à la base.

Quelques râles crépitants à la base droite, râles sibilants disséminés. Foie un peu gros. Rate volumineuse et dure. Ventre non ballonné. Il n'y a pas de douleurs dans la fosse iliaque droite.

Roséole dans la région de la rate. Langue humide, couverte d'un enduit jaunâtre ; faciès injecté, un peu cyanosé ; lèvres sèches ; dents fuligineuses.

Pouls petit, régulier, mou, à 110. Température à 38°.

La malade urine sous elle. Constipation. Le 12 mai, on constate une dilation du ventricule droit et un dédoublement du premier bruit aux orifices mitral et tricuspide.

L'état général reste stationnaire.

8 juin. — Après quelques jours d'amélioration, la température est remontée. — Albuminurie.

Le 12 juin, la malade est prise d'une bronchite intense.

Le 23 juin apparaissent des pétéchies nombreuses aux membres inférieurs, et la malade se plaint de faiblesse avec douleurs aux jambes. La température est au-dessous de 37°. Pouls bon à 76.

13 juillet. — Frottement péricardique. Augmentation de la matité précordiale. La malade est très pâle. Quelques pétéchies suppurent.

17 juillet. — Diminution de la matité précordiale. Disparition du frottement péricardique. Nouvelle éruption pétéchiale. Expectoration glaireuse. Sommeil agité.

18 juillet. — Début d'ascite. Thrombose dans le creux poplité.

30 juillet. — Un peu d'œdème aux jambes. Les urines sont toujours albumineuses.

31 juillet. — Souffle diastolique à la base, à l'orifice aortique. A la pointe les bruits sont sourds; apyrexie.

7 août. — Disparition du souffle à la base. Premier bruit prolongé à la pointe. Foyer de congestion à la base du poumon gauche, la malade se plaint de cette région. Expectoration abondante, glaireuse, spumeuse, teintée de sang.

Sommeil très agité.

Les jours suivants la malade paraît aller mieux, mais le 11 août elle est reprise de douleurs dans les jambes.

Le 13 août réapparaît le souffle au 2e temps à l'orifice aortique et le lendemain on y constate aussi un souffle au premier temps.

Le 16 août on trouve un souffle systolique aux orifices mitral et tricuspide. La base du poumon gauche est toujours congestionnée. Température 36°. Pouls très faible. Etat général satisfaisant.

20 août. — Herpès labial.

30 août. — Disparition des bruits anormaux à la base du cœur. Démangeaisons sur tout le corps. La malade va bien.

Le 4 septembre elle quitta l'hôpital complètement rétablie. Au dernier examen clinique on trouve les signes suivants : la matité précordiale reste un peu augmentée. A la pointe, souffle systolique, un dédoublement du second bruit avec souffle à la fin de la diastole. Les mêmes phénomènes à l'orifice tricuspide. Rien d'anormal à la base du cœur. Pouls veineux. Respiration normale dans tout le poumon.

## OBSERVATION IX

JACCOUD. *Clinique médicale de la Pitié*, 24 novembre 1885.

Une jeune femme de vingt ans, entre le 21 octobre 1885, à l'hôpital de la Pitié, salle Laennec.

Le 30 septembre dernier, la malade alors enceinte de 4 mois a reçu un coup dans le ventre ; elle n'éprouva aucun symptôme immédiat à la suite de cet accident ; mais deux jours plus tard, elle fut prise de douleurs abdominales et lombaires, de vomissements répétés, et le 3 octobre elle entre à la Maternité pour menace de fausse couche.

Les symptômes douloureux et les vomissements persistent, mais il n'y a pas de perte de sang. On constate que l'urine est fortement albumineuse. Cinq ou six jours après l'entrée de la malade à la Maternité on commence à prendre sa température. Celle-ci était, paraît-il, élevée ; la malade affirme qu'elle a plusieurs fois atteint 40°. Pendant que cette phase fébrile se développe et s'établit, les symptômes locaux s'amendent progressivement, les douleurs abdominales et rénales cessent, les vomissements aussi.

Comme aucun écoulement de sang n'est survenu il n'y a plus lieu de craindre une fausse couche.

Cependant l'état général de la malade s'altère, la fièvre persiste, et le 21 octobre cette femme entre à la Pitié.

Le 21 au soir la température est de 38°9.

Le 22 au matin la température est de 38°.

Le 22 au soir la température est de 39°5.

Il n'y a plus ni douleurs, ni vomissements. Ce qui frappe c'est l'aspect de la malade ; elle est d'une pâleur qui implique une anémie voisine de la cachexie ; le faciès est typhoïde, la langue est sèche et rouge. Il n'y a ni diarrhée, ni météorisme, ni gonflement notable de la rate.

L'urine rare, foncée, renferme un peu d'albumine. Le pouls est petit, fréquent, à 108-112.

L'appareil respiratoire est intact, mais l'examen du cœur révèle les altérations suivantes :

A la pointe un souffle systolique fort et prolongé. A la base un bruit de galop et des frottements péricardiques présentant leur maximum dans la partie interne du 2e et 3e espace intercostal gauche.

Le diagnostic d'endocardite mitrale avec péricardite sèche est posé.

Les jours suivants les frottements péricardiques deviennent plus forts ; le souffle de la pointe persiste et il s'y ajoute un autre souffle également systolique localisé au foyer aortique.

Le 23 octobre la température du matin est de 39°, la température du soir de 40°.

Le 22 octobre. — M. Netter a pratiqué un examen du sang. La culture sur gélatine peptone montre deux espèces de microbes, à savoir des grains sphériques assez volumineux, isolés ou unis deux à deux et des microcoques en forme de chapelet, à grains beaucoup plus fins.

Le 27 octobre il y a une fausse défervescence ; la température tombe à 36° 6 le matin, mais le soir remonte à 38° 4.

Le 28 octobre la température est de 36° 3 le matin et 36° 1 le soir.

Le 29 octobre la température est de 36° le matin, et 36° 8 le soir.

L'état général de la malade est meilleur, mais les phénomènes cardiaques persistent sans changement.

Le 30 octobre la température du matin est de 36° 8, celle du soir de 38°.

Les cinq jours suivants, la température oscille le matin entre 38° et 39° et le soir entre 39° 4 et 40°.

L'état général devient de nouveau inquiétant, l'état du cœur est stationnaire.

Le 4 novembre au matin, nouvelle défervescence ; la température est de 36°.

Pendant trois jours la malade n'a pas de fièvre et se sent mieux, mais le 7 novembre au soir elle a une nouvelle poussée thermique ; la fièvre oscille entre 38° 8 et 39° 8 le soir, pendant cinq jours.

Le 12 novembre il y a une nouvelle défervescence, la température tombe à 36°.

Pendant douze jours, jusqu'au 24 novembre, l'état de la malade s'améliore ; celle-ci a recouvré l'appétit ; l'albumine a diminué d'une façon notable. On perçoit les mouvements du fœtus, preuve que celui-ci n'a pas souffert de la maladie de sa mère.

Pendant ces douze jours les signes cardiaques restent à peu près les mêmes.

Le 24 novembre au soir, après douze jours d'apyrexie, la fièvre apparaît de nouveau pendant cinq jours ; le maximum thermique se montre le troisième jour au soir avec 39° 2.

A la suite de cet épisode aigu il y a neuf jours d'apyrexie, puis les paroxysmes se reproduisent ainsi qu'il suit : attaque fébrile de cinq jours du 8 au 13 décembre ; apyrexie et bien-être du 13 au 20 décembre ; accès fébrile durant quatre jours, du 20 au 24 décembre. Le 24 au matin, la température est à 36° mais le soir même reprise d'une poussée fébrile beaucoup plus longue que les autres, à fièvre intermittente vespérale, qui dure quinze jours, du 24 décembre au 7 janvier.

Durant cette quinzaine l'état de la malade a été aussi grave que lors de son entrée.

Les 7 et 8 janvier, il y a menace d'accouchement prématuré mais sans réalisation.

Du 7 au 17 janvier nouvelle période d'apyrexie.

Le 17 janvier au soir reprise fébrile intermittente vespérale et le 21 l'accouchement a lieu, un mois environ avant terme.

Le 21 au soir, la température est de 38° 6.

Le 22 et le 23 la température est de 37°.

Le 24 au soir, la température est de 39°.

Le 25 au matin, la température redevient normale.

En somme jusqu'à ce jour la malade a eu huit attaques fébriles caractérisées toutes par : un début brusque, un frisson violent, une élévation plus ou moins grande de la température, une prostration rapide de l'état général, l'absence de localisation prompte après la chute de la fièvre.

Malgré les mauvaises conditions dans lesquelles s'est produit l'accouchement, celui-ci a eu des suites normales.

L'enfant est chétif, mais bien portant.

La mère a éprouvé depuis sa délivrance, une amélioration croissante qui ne s'est pas démentie jusqu'à aujourd'hui seizième jour après l'accouchement.

Actuellement, il n'y a plus d'albumine dans l'urine ; les souffles cardiaques bien que persistants, ont perdu leur caractère râpeux et ont diminué d'intensité. On peut considérer l'endocardite comme terminé en tant que maladie aiguë.

Toutefois il persiste des lésions valvulaires.

## Observations d'endocardite infectieuse à forme méningée

### OBSERVATION I (INÉDITE).
Due à M. le Pr Née.

Le malade *Edmond A...*, âgé de 34 ans, raccommodeur de faïence, entre le 4 mars 1912 dans le service de clinique de l'hôtel Dieu pour courbature générale et douleurs dans l'épaule gauche.

Rien du côté des antécédents héréditaires.

Comme antécédents personnels, le malade, à 19 et à 24 ans a eu une atteinte de rhumatisme articulaire aigu avec fièvre ayant durée chaque fois deux mois environ.

Actuellement le malade se plaint depuis 15 jours de douleurs qui, d'abord généralisées, siègent maintenant à l'épaule gauche seulement. De plus le malade dit avoir perdu une notable partie de ses forces.

Le 4 mars au soir, jour de son entrée à l'hôpital, la température est de 38°6.

Le 5 mars au matin, la température est à 39°; le pouls est à 70. Les urines renferment 20 centigrammes d'albumine.

Les 6 et 7 mars, l'état du malade est stationnaire.

La quantité d'urine est de 1 litre par 24 heures.

Le 8 mars, la température est au dessous de la normale (36° 6).

Le 9 mars, le malade a un frisson assez violent d'une durée d'une 1/2 heure. Sa température atteint 39° 8. Son pouls est à 100.

Le 10 mars, nouveau frisson. De plus, le matin à la

visite on note les signes d'une paralysie faciale droite (nez, commissure labiale déviée du côté gauche, langue déviée du côté droit). Le malade a de l'embarras de la parole. On note aussi une paralysie du droit interne de l'œil gauche d'où diplopie. En outre on constate une paraplégie des membres inférieurs ; il n'y a pas de troubles des sphincters.

Les 10 et 11 mars le malade a un frisson s'accompagnant de sueurs. La température oscille entre 37° et 39° 5. Le 11 mars, le pouls est à 90.

Le 12 mars, la température est de 37° 6 le matin, le pouls est à 86. Le malade présente tous les signes de méningite : Céphalée persistante, raideur de la nuque, délire, signe de Kernig.

Le 15 mars, le malade a un grand frisson qui dure 3 heures et est accompagné de sueurs. La température atteint 41°, le pouls est à 126. Le malade n'a uriné la veille que 600 c. c. alors que depuis son entrée la quantité d'urine était de 1 litre environ. Les symptômes méningés sont toujours aussi accentués.

On fait une ponction lombaire et on retire ainsi 20 centimètres cubes de liquide clair sortant sous pression. Le cyto-diagnostic pratiqué par M. le Docteur Guerbet montre un liquide céphalo-rachidien normal sans éléments figurés. A l'auscultation, les bruits du cœur sont sourds, la matité cardiaque est augmentée. On ne perçoit pas de souffles.

Les 16 et 17 mars, la quantité d'urine n'atteint que 500 grammes ; on n'y trouve plus d'albumine. L'état général du malade est stationnaire, les signes méningés existent toujours.

Les jours suivants, on note la disparition des frissons.

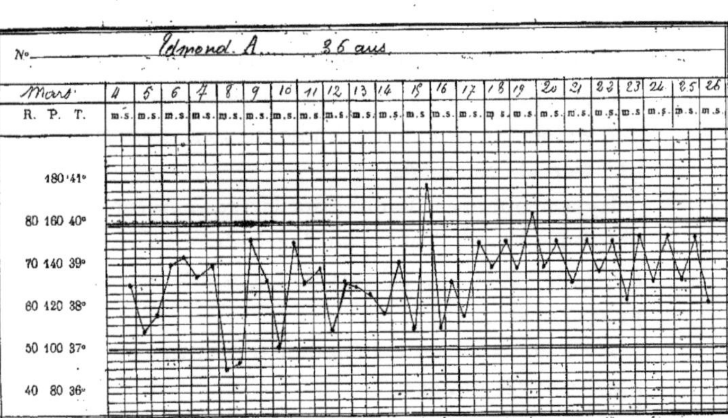

N°
Edmond A... 36 ans.
Mars
4 5 6 7 8 9 10 11 12 13 14 15 16 17 18 19 20 21 22 23 24 25 26
R. P. T.
m.s.
180 41°
80 160 40°
70 140 39°
60 120 38°
50 100 37°
40 80 36°

La température oscille entre 38° 5 et 39° 6. Les urines sont plus abondantes atteignant même 1 litre 1/2 le 20 mars.

Le 25 mars le malade meurt dans le coma.

### Autopsie

*Foie* : augmenté de volume, gros, congestionné, légèrement cirrhosé. Poids 1850 grammes.

*Rate* : très augmentée de volume, infarctus, diffluente.

*Poumons* : droit. Rien au sommet, congestion de la base.

Gauche. Pas de traces de tubercules au sommet.

*Cœur* : Symphyse ancienne du péricarde.

Accolement des deux feuillets. Pas d'adhérence au plastron sternocostal.

Hypertrophie cardiaque. Sur la face externe de la valvule mitrale et à l'orifice de l'auricule gros choux-fleurs fibrineux. Rien sur la valvule tricuspide. Rien à l'artère pulmonaire.

A l'aorte, au niveau du nodule d'Arantius on voit aussi plusieurs végétations.

*Reins* : putréfiés.

*Cerveau* : Poids 1520 grammes. Pas de traces de méningite. Dans l'hémisphère droit, sur des coupes, trois petits noyaux de ramollissement récent.

De nombreuses coupes pratiquées dans le bulbe ne révèlent rien.

## OBSERVATION II (INÉDITE)

due à M. le Pr NÉE.

Le malade *B... Jules*, âgé de 53 ans, entre le 8 août 1912 dans le service de clinique de l'Hôtel Dieu pour fièvre et délire.

L'état du malade ne permet d'avoir aucun renseignement. La température atteint 39, le pouls est à 84.

Le malade présente tous les signes de méningite : raideur de la nuque, signe de Kernig, constipation, vomissements, délire.

La ponction lombaire qui est pratiquée donne issue à 20 centimètres cubes de liquide clair.

Le cyto-diagnostic fait par M. le Docteur Guerbet montre un liquide céphalo-rachidien normal ne renfermant pas d'éléments figurés.

L'auscultation du cœur révèle l'enrouement du 1er bruit à la pointe.

L'auscultation des poumons ne révèle rien d'arnomal.

Jusqu'au 22 août, l'état du malade reste le même ; les signes méningés persistent, la température oscille entre 38° et 39°. Mort le 22 août dans le coma.

### AUTOPSIE

*Poumons* : Pneumonie ardoisée au sommet gauche. Foyer de broncho-pneumonie à la base. Rien au sommet droit.

*Cœur* : Gros, gras. L'oreil ette gauche contient un

caillot cruorique ; elle est considérablement augmentée de volume.

Dans le ventricule gauche on trouve sur le bord libre des valves de la mitrale une collerette de végétations récentes recouvertes de caillots sanguins.

Dans l'oreillette gauche se trouve, un gros caillot. Rien dans l'auricule.

Les valvules sigmoïdes de l'aorte ne présentent aucune lésion.

Dans le ventricule droit on ne trouve rien à la valvule tricuspide ni à l'artère pulmonaire.

*Péricarde* : Rien au péricarde.

*Foie* : gras, congestionné. Vésicule biliaire normale.

*Rate* : Diffluente.

*Reins* : Droit. Présence d'un infarctus ancien. La substance corticale est jaunâtre. — Gauche. Pourri.

*Cerveau* : Pas de lésions de méningite ni à la base ni à la face convexe. L'artère sylvienne gauche est oblitérée par un caillot récent. Rien au bulbe ni au cervelet, ni au cerveau.

## OBSERVATION III (RÉSUMÉE)

EBSTEIN, *Deutsches Archiv. für Klinische Medicin*, 1889.

*Carl Nolte*, 18 ans, cordonnier, fut admis à la clinique médicale le 18 mai 1880.

Il avait eu une affection pulmonaire à 12 ans. A la suite d'un accident datant de quatre semaines, il serait tombé malade, et il aurait gardé le lit quinze jours.

Six jours avant son admission à la clinique, il avait

ressenti des maux de tête, il avait eu des nausées accompagnées de vomissements qu'on ne pouvait rapporter à aucune cause.

A son admission, l'examen fit reconnaître chez lui une insuffisance mitrale. Le malade accusait encore des maux de tête, des vertiges et des bourdonnements d'oreille. *La colonne rachidienne était douloureuse et sensible à la pression, de la première à la quatrième vertèbre cervicale et au niveau de la colonne lombaire. Il existait une contracture de la nuque et des extrémités qu'on ne pouvait vaincre sans douleur.* Je notai *aussi des vomissements violents.*

L'examen ophtalmoscopique révéla une *neuro-rétinite double, avec, du côté temporal gauche, une tache grise cerclée de rouge de la grandeur d'une demi-papille.*

Ces symptômes d'irritation cérébrale se continuèrent pendant toute la durée de la maladie.

Le 26 mai, le malade eut un saignement de nez avec des douleurs abdominales, surtout localisées à l'hypocondre gauche. La fièvre fit son apparition. Entre temps il s'était plaint de douleurs articulaires surtout localisées à l'épaule gauche et aux deux hanches. Les douleurs déjà signalées à l'hypocondre gauche étaient devenues plus violentes et avaient fait penser à un infarctus de la rate.

Au cours de juin et juillet, on releva des poussées de taches ecchymotiques qui se faisaient par séries.

Les symptômes péritonéaux (augmentation du volume de l'abdomen, avec douleur à la palpation, vomissements, formation de liquide dans le péritoine, etc.), s'accentuèrent de plus en plus.

Le 20 juillet, le malade, à bout de forces, accusait des douleurs abdominales très violentes.

Il mourut le 21 juillet. Pendant toute la durée de la maladie, qui fut de près de 4 mois, le pouls avait été assez fréquent, en rapport, du reste, avec l'élévation de la température, et la respiration avait toujours été accélérée.

## OBSERVATION IV (RÉSUMÉE)

LECLERC, LESIEUR, et MOURIQUAND, *Lyon Médical*, 1906.

*G..., Marie*, 26 ans, ménagère, entrée le 1er novembre 1905, salle des 1[res] femmes (Service de M. Leclerc.)

*Antécédents héréditaires.* — Père âgé de 55 ans, mère âgée de 52 ans, qui se portent bien. Sœur en bonne santé. Pas de fausses, couches, ni alcoolisme, ni tuberculose.

*Antécédents personnels.* — Rougeole à 7 ans. Rhumatisme articulaire aigu à 18 ans, qui l'obligea à garder le lit pendant 3 mois. S'est mariée à 18 ans. Elle ne tousse pas, n'a jamais craché de sang. Elle a trois enfants qui vont bien, un est mort à l'âge de 2 mois d'une diarrhée infantile. Son mari est bien portant.

Sa dernière couche remonte à cinq mois ; c'est à ce moment qu'elle fait remonter le début des accidents actuels. Pourtant, la grossesse a été normale, elle n'a gardé le lit à la suite de sa couche que pendant trois jours. Depuis elle s'est plainte de douleurs abdominales, de maux de tête, de faiblesse générale. Elle a beaucoup maigri. Ses règles ont disparu.

Pour tous ces phénomènes elle est allée consulter divers médecins qui lui ont ordonné des cataplasmes sinapisés sur le ventre. A cette époque, ils ont diagnostiqué une maladie de cœur, et c'est d'après leur conseil qu'elle est entrée à l'hôpital.

Depuis deux mois elle a beaucoup maigri, elle est tombée dans un état d'abattement et de parésie intellectuelle qui s'est beaucoup accentué depuis quinze jours et qui lui faisait garder le lit.

Actuellement : la malade se plaint de souffrir de maux de tête, de maux d'estomac. Elle accuse une faiblesse générale ; elle craint la lumière qui « la fatigue ». Elle voit double depuis quelques jours seulement. Elle a de la céphalée, tousse un peu. Elle a vomi deux fois depuis son entrée à l'hôpital. N'a pas eu d'épistaxis ni d'œdème des jambes.

Elle urine normalement. Les fonctions intestinales s'accomplissent bien. Elle n'a jamais eu ni fièvre ni albumine.

A L'INSPECTION. — Malade très amaigrie, très pâle, parle lentement, cligne des yeux. Elle présente une éruption purpurique sur le dos et sur les bras.

*Cœur :* A la palpation : frémissement et fort choc systolique. La pointe bat dans le cinquième espace intercostal à 11 centimètres de la ligne médio-sternale. On voit nettement la dépression négative de Morey.

A L'AUSCULTATION. — A la pointe, gros souffle systolique de timbre râpeux qui se propage assez nettement vers l'aisselle et jusqu'au bord gauche du sternum en changeant un peu de timbre qui devient plus doux, plus musical.

Le 2ᵉ bruit paraît être dédoublé.

*Vaisseaux ;* légers battements des vaisseaux du cœur. Rien à l'aorte. Pouls petit, irrégulier, intermittent.

*Poumons ;* quelques râles aux bases au début de l'auscultation. Ils disparaissent au bout d'un moment.

*Appareil digestif ;* Langue pas saburrale, un peu sèche·

*Système nerveux* : réflexes atténués. Ovarie. Urines très rares, disque d'albumine épais. Température 36° 6.

2 novembre. — Le foie déborde un peu le rebord de fausses côtes.

Céphalée. Parole lente, paresse intellectuelle.

7 novembre. — La rate est hypertrophiée.

11 novembre. — La température a baissé sous l'influence du salicylate.

Mort très rapide dans la nuit du 29 au 30 novembre. *Quelques jours avant sa mort, la malade avait eu le cou raide.*

### Autopsie

*Cœur* : 390 grammes. Hypertrophie du ventricule gauche ; insuffisance mitrale. Endocardite végétante typique greffée sur une inflammation ancienne de la valvule mitrale et sur les parois du ventricule gauche. Quelques végétations rares sur les sigmoïdes de l'aorte. Oblitération sur une longueur de 2 centimètres d'une artère coronaire; il y a comme un clou hérissé de végétations dans la dite artère.

*Rate* : 240 grammes, avec un gros infarctus récent; un autre en voie de suppuration.

*Reins* : 220-190 grammes. Infarctus anciens.

*Poumons* : Œdème aigu non généralisé.

*Cerveau* : Quelques petites taches fibrineuses ou fibrino-purulentes dans l'épaisseur de la pie-mère et à la surface inférieure et supérieure des hémisphères.

Ramollissement cortical à la partie antérieure du lobe sphénoïdal.

Hématologie. — *Premier examen* : Examen du sang

frais. Globules rouges : 3.488.000. Quelques-uns déformés. Leucocytes à l'état frais : Leucocytose prononcée 13.500.

Examen du sang sec :

| | | | |
|---|---|---|---|
| Polynucléaires.... | 59 | pour | 100 |
| Intermédiaires ... | 2 | — | — |
| Lymphocytes..... | 28 | — | — |
| Grands monos.... | 10 | — | — |
| Eosinophiles...... | 3 | — | — |

Chronométrie (Procédé de Hayem). Valeur globulaire : 1.253.

*Deuxième examen.* — Examen du sang frais. Globules rouges : 2.128.000.

Examen du sang sec : Leucocytes 14.200.

| | | | |
|---|---|---|---|
| Polynucléaires.... | 60 | pour | 100 |
| Intermédiaires.... | 1 | — | — |
| Grands monos.... | 7,5 | — | — |
| Lymphocytes..... | 30,5 | — | — |
| Eosinophiles...... | 1 | — | — |

*Analyse de la courbe thermique.* — Oscillations très irrégulières entre 37° et 39°, le plus souvent au-dessous de 38°.

*Recherches bactériologiques.* — Il résulte des ensemencements, cultures et inoculations des cultures du sang obtenu par ponction veineuse au pli du coude, le 13 novembre 1905, que le microbe pathogène fut le méningocoque de Weichselbaum.

# CONCLUSIONS

L'endocardite infectieuse est une maladie protéiforme au point de vue de la symptomatologie, de l'évolution et de la durée.

A côté des deux formes classiques, septicémique et pyohémique, il faut faire une large place aux formes anormales.

Parmi celles-ci, il en existe deux dont le diagnostic est difficile.

1° Une forme prolongée, durant quelquefois plusieurs mois. Aucun signe ne peut permettre de prévoir sa durée. Seul un état de cachexie et de marasme profond est noté par tous les observateurs.

Cette forme ne présente pas toujours un pronostic fatal.

2° Une forme méningée

Les symptômes cérébraux sont très accusés et masquent parfois les signes cardiaques et les signes généraux qu'il faut rechercher avec soin.

Leur évolution est courte. Leur pronostic fatal.

Le traitement de ces formes est le même que celui des formes classiques. Il reste jusqu'alors symptomatique.

# BIBLIOGRAPHIE

**Aublé.** — Essai clinique sur l'endocardite pneumonique. *Thèse de Paris*, 1893.

**A. Bergenstein.** — Contribution à l'étude de la forme fébrile prolongée de l'endocardite maligne. *Thèse de Paris*, 1901.

**Boucabeille.** — Endocardite infectieuse latente avec fièvre à type palustre. Infarctus de la rate et du rein. Œdème suraigu des poumons ; mort. *Archives de médecine et de pharmacie militaire, 1903, XLII.*

**Claude.** — Endocardite infectieuse subaiguë et endocardite infectieuse chronique. *Société médicale des hôpitaux, 13 décembre* 1901.

**Dimoff.** — Contribution à l'étude des endocardites infectieuses. Endocardite infectieuse apyrétique. *Thèse de Montpellier*, 1892.

**Ebstein.** — *Deutsch. Arch. fur klinische. Medicin.* 1899.

**Dévé.** — Endocardite maligne ulcéro-végétante à évolution prolongée. *Normandie médicale*, 1er janvier 1913.

**Barié.** — Article : *endocardite*, in Dictionnaire encyclopédique des Sciences Médicales de Dechambre et Lereboullet.

**Godonneche.** — Contribution à l'étude des endocardites infectieuses (des endocardites infectieuses à marche lente). *Thèse de Paris*, 1897.

**Gorvitz.** (A) — Contribution aux formes cliniques anormales de l'endocardite infectieuse chez les enfants. *Thèse de Paris*,1894.

**Huchard** et **Bergouignan.** — Endocardite mitrale végétante avec aortite ulcéreuse et début d'anévrisme embolique de l'aorte abdominale. (*Société Médicale des hôpitaux, 20 décembre 1901*).

**Hugonnet.** — Contribution à l'étude de l'endocardite infectieuse d'origine puerpérale. *Thèse de Paris*, 1893.

**Jaccoud.** — Leçons de clinique médicale de la Pitié. 24 novembre 1885. — 6 février 1886. — 9 février 1886.

**Josserand et Roux.** — Note sur un cas d'endocardite infectieuse expérimentale. *Archives de Médecine expérimentale*, 1892.

**Kelsch.** — Notes pour servir à l'histoire de l'endocardite ulcéreuse. *Progrès médical.* Paris, 1873.

**Latour.** — Endocardite maligne à évolution prolongée. *Thèse de Paris* 1912.

**Leclerc, Lesieur et Mouriquand.** — Endocardite infectieuse à évolution lente et prolongée. *Lyon Médical,* 25 décembre 1906.

**Netter.** — Endocardite végétante ulcéreuse d'origine pneumonique. *Archives de Physiologie,* 15 août 1886.

De la méningite due au pneumocoque avec ou sans pneumonie. *Archives générales de Médecine,* mars 1887.

**Lion.** — Essai sur la nature des endocardites infectieuses. *Thèse de Paris,* 1890.

**Osler** (W.) — Endocardites infectieuses chroniques. *Société Médicale des hôpitaux* 11 décembre 1908.

**Petit** (A.) **et Œttinger.** — Article endocardite dans le traité de médecine. Charcot, Bouchard, Brissaud, 1902.

**Pineau.** — Variétés cliniques et Pathogénie des endocardites infectieuses. *Thèse de Paris,* 1893.

**Schein-Foguel.** (Mme) — Étude sur un cas d'endocardite végétante infectieuse d'origine inconnue. *Thèse de Paris,* 1912.

**Thiroloix et Rosenthal.** — Endocardite végétante streptococcique. Myélite suraiguë en foyer. Paraplégie. *Société anatomique,* 30 avril 1897.

## TABLE DES MATIÈRES

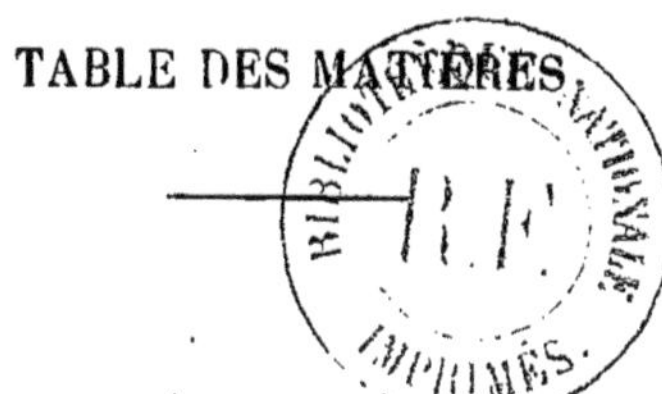

ANGOULÊME
Imprimerie L. COQUEMARD et Cie

www.ingramcontent.com/pod-product-compliance
Ingram Content Group UK Ltd.
Pitfield, Milton Keynes, MK11 3LW, UK
UKHW022115190726
13855UKWH00003B/861

9 782013 541107